李平教授心系病临证经验集萃

李 平 主编

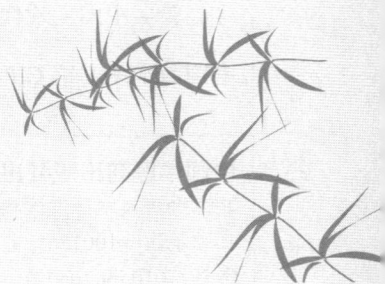

全国百佳图书出版单位
中国中医药出版社
·北 京·

图书在版编目（CIP）数据

李平教授心系病临证经验集粹 / 李平主编 . —北京：
中国中医药出版社，2021.12
ISBN 978-7-5132-7336-7

Ⅰ . ①李… Ⅱ . ①李… Ⅲ . ①心病（中医）—中医临床
—经验—中国—现代 Ⅳ . ① R265.2

中国版本图书馆 CIP 数据核字（2021）第 255615 号

中国中医药出版社出版

北京经济技术开发区科创十三街 31 号院二区 8 号楼
邮政编码 100176
传真 010-64405721
山东百润本色印刷有限公司印刷
各地新华书店经销

开本 880×1230 1/32 印张 6.5 字数 150 千字
2021 年 12 月第 1 版 2021 年 12 月第 1 次印刷
书号 ISBN 978 – 7 – 5132 – 7336 – 7

定价 36.00 元
网址 www.cptcm.com

服 务 热 线 010-64405510
购 书 热 线 010-89535836
维 权 打 假 010-64405753

微信服务号 zgzyycbs
微商城网址 https://kdt.im/LIdUGr
官 方 微 博 http://e.weibo.com/cptcm
天猫旗舰店网址 https://zgzyycbs.tmall.com

如有印装质量问题请与本社出版部联系（010-64405510）
版权专有 侵权必究

序

国学大师章太炎先生于西学东渐20世纪初，提出国学哲思引领国医国药临床诊务，论中医之贡献医案最著。历两千年名家医案之撰编成著作者数以百千计，结合近现代中医师辈每日诊疗系统完整病例资料，确是可宝贵的大数据，然而它是一笔混沌的、非线性的大数据。进入大数据科学时代，利用5G+搜集医案建数据库，做到"大尺度、细粒化"融合的系统已创造了可资利用的条件，然而数据的疏分、归纳、组建、激活的研发是我们必须认真学习才能把握住在传承基础上有思想的学术研究。我们需要在"中西医并重"国策的鼓舞下推广循证医学与叙事医学的整合、关注病灶与关怀病痛的整合、充分摆证据与反思讲故事的整合、系统性研究与描述性研究的整合、具象思维与概念思维的整合、疏分归纳与还原分析方法学的整合，以象数易气神于一体，始于混沌又回归混沌，体现整体易变观。观是范畴，是中医学的国学原理，是指导临床诊疗的圭臬。正确把握中西医治疗的优选，以疗效为目的，选择先中后西、能中不西、中西合用的技术，对疫病、现代难治病的防治，我主人随扬己之优势，学习吸纳兼容西医新技术，互补互助，服务民生而嘉慧医林。

李平教授是国医大师路志正先生亲炙培养而获得博士学位的。路老是自20世纪80年代在我任中华中医药学会内科分会主任委员时尊拜的参师，30多年亦师亦友，垂训吾辈勤勉治学，为中医复兴尽心竭力工作。先生厚土德之学说"主中央，辅四旁，怡情志，顾润燥，纳化常"是慢病的核心病机。李平与我当有同门之谊，共同传承路老的临床诊疗精要，认真做好"经验重建"，守正创新，做是有思想的学术研究，以系统反思，深思必专、纯思必素、向思能旨，"旨"在生命力度的提升，心灵智慧境界的净化。21世纪初，李平教授在我应聘北京师范大学教授出任中药与天然产物研究所所长时，以中国工程院与国家自然基金委员会联合设置的科研项目——"中成药研发技术设计与审批机制"作为研究内容，完成了一份有价值、有力度的博士后科研工作报告。近闻李平带领的临床研究团队撰编完成了《李平教授心系病临证经验集萃》一书，这是以医案学为主的著作，具有充实医案数据库的容量。这应该是第一集，希望团队继续努力，期待第二集的资料汇总成书。更重要的希望是团队认知到数字化新世元已到来，经验重建需要激活数据学创新算法技术，从事中医临床的博士（MD）考入综合大学或高层级科研院所做数据激活发掘博士后科研工作，朝向信息智能两化融合中医诊疗模式的完善、更新、进化。

祝贺李平科研团队的形成，把握时空良机，需要崇仁德、尚和合、重教化、无朴纯素、顺应自然，组建和谐、团结、创新的学术团队。我衷心期待你们为复兴中医药学多做有益蓄力的工作。"师承总在情",草拟《星之颂》诗一首寄予李平及团队成员。

星之颂

王永炎（字致远，号颖容学人）

繁星，

昼间晴朗不与阳光争辉，

隐壤幽玄之美。

蕴育守静守神之和合，

人生坦途之呼唤。

金星，

战乱灾疫挺身牺牲树碑，

不朽镌刻之美。

环宇永远感怀之动力，

人生本性之明示。

明星，

事业成就攻艰克难召唤，

耀眼光芒之美。

牢记负性向思之警觉，

人生格局之能源。

凡星，

小草荣枯牧育生灵寰廓，

生生不息之美。

无朴深思纯素之大道，

成败顺逆之和合。
寿星，
童心未泯垂暮反璞本真，
体道悟善之美。
恪守独立只有之信仰，
仁寿伏枥挽余年。
希望之星，
生命美育维护健康蓄力，
天人合德之美。
仁心仁术铸就之诚敬，
大医精诚渡苍生。

冀盼年轻的一代中医以繁星、凡星为人生开端，成就金星、明星馨享社会；以格物正事为己任而敢担当事上炼，成功成仁于垂暮耄耋终为希望之寿星，足以安然康宁自慰。李平团队书稿即将付梓，邀我作序，虽在病中不敢懈怠，谨志数语乐观厥成。

王永炎自署
辛丑孟秋

·编写说明·

　　医学是世界的，也是服务全人类的。由于医学的起源有东方和西方的不同，因此拥有各自的优势与特色。改革开放以来国门打开，东方医学与西方医学的交流与补充，比任何时期都充分与紧密。作为首届国医大师、中国中医科学院路志正教授早年的学生，我学习体验践行了传统中医的博大精深以及给予患者的利益且简便验廉；作为恩师、中国工程院院士王永炎先生的博士后，我坚持从事中医领域的科学研究并深切体会到将科学引入中医对于中医学传承与发展的价值。当我考取国家卫生部第22期笹川医学奖学金留学日本九州大学医学部，有机会在现代化的实验室从基因、细胞等分子水平，对生命与疾病现象加以探究时，我对代表东方文明的中医从自然哲学与辩证法层面的整体观念以及中医学的先进性更加毋庸置疑，在宏观水平中医学对机体的调节优势彰然较著；同时对分子生物学、信息科学等西方发达的科学技术带给医学的进步也深信不疑，西医学在微观水平对生命的揭示更加清晰。

　　近百年来，西方医学在心血管疾病领域基于循环系统结构与功能的探索，加之与现代科学技术的结合，对于疾病的诊断更加清楚、治疗方法更加多样，比如原发性高血压和继发性高血压的诊断、介入医学和外科手术对于冠状动脉粥样硬化性心脏病（简称"冠心病"）的治疗、射频消融和起搏电生理等技术对于心律失常的干预、辅助装置对于心力衰竭的救治等等，但仍然不能满足心血管疾病患者的就诊需求。数千年来，中医心病学以系统论为特点，认为心血管疾病是系统性疾病，所以也被称为心系病，其围绕心主血脉、心主神明两个核心，以气血相关、心脾相关、心肝相关、心肾相关、心肺相关、脏腑相关、喜怒忧思悲恐惊与脏腑相关、心与自然相关、心与饮食相关等复杂网络模式，阐释生理、病理、诊断与治疗。中医的疾病如厥证、胸痹心痛病、心悸病、心水病、不寐等疾病和证候亚型，仍然不能简单地与现代疾病画等号，或者被遗失；中医辨证论治指导下的绿色植物医药和微创针灸技术需要传承、实践、守正和创新。

本书的传承与创新部分首先是对国医大师路志正教授诊疗心系病经验的传承，创新是我在中医临证实践中对冠心病痰热证的诊治与深度研究的创新，同时还有对难治性心脏病如从心风论角度对西医诊断为房颤的有效病例等的思考，给予学生的讲解与分析，以启迪后学。脉案精粹部分由研究生客观记录了我在临床中发挥中医和西医两种医学的优势进行诊疗的过程与结局，并对中医理论指导下的望闻问切、病因病机分析和理法方药加以阐释。团队研究成果汇集部分列出了在我指导下的研究生团队在高血压、心律失常与冠心病等方面开展的科学探索。希望本书对患者、学者和中医药事业有所帮助。

李平

2021 年 8 月

目 录

第一章
传承与创新

第一节　传承国医大师路志正教授诊疗
心系病经验

我在硕士、博士学习期间，跟随首批国医大师路志正教授，为国内外首脑、友好人士，以及政要商贾、平民百姓诊病疗疾，耳濡目染，反复磋磨，对路老从脾胃学说诊疗心系病的经验认真总结提炼，有所心得，兹对胸痹心痛、眩晕、睡眠障碍经验加以论述。

一、调理脾胃治疗胸痹心痛

胸痹心痛是指因胸中阳气不足，浊阴上逆，痰浊瘀血寒邪凝结阻滞，胸阳失宣，气机闭郁，甚则脉络阻塞不通，以胸中窒闷而痛或胸痛彻背为主要表现的病证。西医学的冠心病心绞痛可参照胸痹心痛诊治。《素问·经脉别论》云："食气入胃，浊气归心，淫精于脉……"《灵枢·营卫生会》云，"人受气于谷，谷入于胃，以传与肺，五脏六腑，皆以受气，其清者为营，浊者为卫，营在脉中，卫在脉外"。《灵枢·营气》亦云，营气"从脾注心中"。心主血脉，《素问·脉要精微论》云"脉者，血之府也"。脾胃主受纳，运化水谷，乃多气多血之脏腑，为气血生化之源。

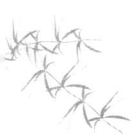

心脏血脉中气血之盈亏，实由脾之盛衰来决定。

路老认为：胸痹心痛与脾胃的关系密切，除气血生化关系之外，尚有以下两点：其一，经脉相连。《灵枢·经脉》云："脾足太阴之脉……其支者，复从胃别上膈，注心中。"《素问·平人气象论》云："胃之大络，名曰虚里，贯膈络肺，出于左乳下，其动应衣，脉宗气也。"《灵枢·经别》有"足阳明之正……属胃，散之脾，上通于心"的记载。《灵枢·经筋》记载，"足太阴之筋……结于肋，散于胸中"。脾胃居于中焦，心脏居于上焦，从形体上看，二者以膈为界互不相连，但它们之间以脾胃之支脉、大络、经筋紧密联系，经气互通，相互影响。其二是五行关系。脾胃属土，心属火，心之于脾胃乃母子关系联系密切，若子病及母或子盗母气，均可因脾胃之失调而波及心脏。综上所述，路老提出脾胃与心的联系是全方位的，脾胃失调可影响心脏，导致心脏的病变。

因此，路老认为治疗上不能仅着眼于心脏本身，仅注重"痛则不通，通则不痛"，而是不仅要以攻逐、破散、疏通为法，还应治其导致不通之因。治疗脾胃失调所致的胸痹心痛，调理脾胃是其根本法则。气虚不运者应健脾胃补中气，中气盛则宗气自旺；血亏不荣者应调脾胃助运化，脾运健则营血自丰；湿蕴者应芳香化浊，湿祛则胸阳自展；痰阻者应健脾化痰，痰消则血脉自通；阳虚有寒者应温中散寒，寒散则阳气自运营血畅行。兼有瘀血者，在各治法之中，宜佐以活血通络之品，视瘀血之程度调整活血药物的多寡及轻重。

案例一

姜某，女，62岁，1992年3月26日初诊。

主诉：左胸阵发性疼痛 1 年 2 个月。

现病史：患者 1 年多前突然发病，西医诊断为冠心病心绞痛，曾用冠心苏合丸、复方丹参片、消心痛、中药汤剂治疗，未见显效。刻下：心前区隐痛、胸闷，每于劳累后加重，每日发作 3～4 次，每次约 2 分钟，含服硝酸甘油可缓解，兼见心悸、胸闷、气短、倦怠乏力、失眠多梦、脘痞、腹胀、纳呆食少、大便溏薄、面色萎黄，舌淡胖有齿痕，苔薄白，脉沉细小弦，重取无力。心电图示 ST-T 改变，24 小时动态心电图见 T 波改变。

西医诊断：冠心病劳力性心绞痛。

中医诊断：胸痹心痛。证属中气不足，心脉痹阻。

治法：健运中气。

处方如下：

党参 10g	炒白术 10g	云茯苓 12g	陈皮 9g
砂仁 6g	广木香 3g	枳实 10g	桂枝 6g
白芍 10g	丹参 12g	炙甘草 6g	炒酸枣仁 12g

7 剂，日 1 剂，水煎分 2 次服。

服药 7 剂，患者胸痛次数减少，疼痛程度减轻，自觉体力有增，饮食增加，便溏消失，舌淡红，苔薄白，脉沉细。上方再进。

服药至 17 剂，患者胸痛明显减轻，劳累时偶有发作，休息后迅速缓解，已停服硝酸甘油，心悸、胸闷、气短、失眠皆除。上方去炒酸枣仁。

服药至 21 剂，患者胸痛未作，劳作后亦未发作。

又服药至 28 剂，患者诸症消失，复查心电图大致正常。为巩固疗效，将上方配成丸药，每次服 9g，每日 2 次，以调理善后。

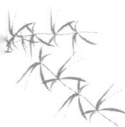

案例二

李某，男，56 岁，1991 年 6 月 20 日初诊。

主诉：胸中憋闷疼痛 5 年，加重 1 个月。

现病史：患者在阜外医院诊为冠心病心绞痛，曾服消心痛、心痛定治疗，效果尚可。但近 1 个月来疼痛加重，仅服上药不能控制。刻下：胸部憋闷窒痛，阴雨天气闷热尤甚，每日发作 3～4 次，休息后不能立即缓解，需服硝酸甘油方可缓解，伴脘痞满胀、口中黏腻不渴、头昏蒙沉重、肢体沉困倦怠，舌暗淡，体胖有齿痕，苔白厚腻，脉濡细。心电图示 ST-T 改变。

西医诊断：冠心病不稳定型心绞痛。

中医诊断：胸痹心痛。证属湿浊痹阻，胸阳不展。

治法：醒脾化湿。

处方如下：

桃仁 10g   杏仁 10g   炒薏苡仁 30g   白豆蔻 6g^{（后下）}

藿香梗 10g   荷梗 10g   川厚朴 10g   石菖蒲 12g

半夏 10g   茯苓 15g   枳壳 10g   六一散 15g^{（包）}

苍术 10g

7 剂，日 1 剂，水煎分 2 次服。

服上方 7 剂后，患者脘痞满胀、口中黏腻、头昏蒙沉重减轻，他症同前，舌淡暗，体胖有齿痕，苔白厚腻略减，脉濡细。上方加干姜 4g，草果 6g，以增强效力。

服药 10 剂后，患者自觉周身舒适，胸部憋闷疼痛减轻，脘痞满胀、头昏沉重、肢体沉困倦怠又减，舌淡暗，苔薄腻，脉濡细。既见效机，守方不变，再服 10 剂。

药后患者胸部憋闷疼痛明显减轻，1～2 天偶有发作，脘痞满胀、头昏沉重除，但出现口干略苦、舌淡红隐见瘀斑、苔薄腻略黄、脉细略数。此乃阴霾已开，阳热有过之象，上方去干姜、草果，减苍术为 6g，加丹参 15g，檀香 3g^{（后下）}。

上方又服 14 剂，患者胸痛消失，脘畅口爽，肢体轻捷，舌淡红，苔薄白，脉沉细。复查心电图尚无明显变化。上方去六一散、厚朴，改苍术为白术 9g，加党参 12g，陈皮 10g，又服 20 余剂，诸症皆无。

案例三

王某，女，55 岁，1990 年 8 月 16 日初诊。

主诉：胸部窒闷疼 3 个月。

现病史：患者 3 个月前曾在宣武医院诊为冠心病心绞痛，服硝酸甘油及消心痛后，颜面潮红、心悸不宁，又单独服用心痛定治疗后头胀痛，遂请中医诊治。刻下：胸部窒闷疼痛，阴雨天及饱食后易发，伴脘闷纳差、恶心欲吐、肢体沉重、头昏如蒙、口黏苦不欲饮，形体丰腴，舌淡红，舌体胖有齿痕，苔黄腻，脉沉滑。

西医诊断：冠心痛。

中医诊断：胸痹心痛。证属痰热内蕴，胸阳痹阻。

治法：健脾涤痰，佐以清热。

处方如下：

黄连 6g	瓜蒌 15g	枳实 12g	半夏 10g
陈皮 10g	石菖蒲 12g	茯苓 12g	郁金 10g
竹茹 10g	旋覆花 6g^{（包）}		

7 剂，水煎服。

服药 7 剂后，患者胸部窒闷疼痛减轻，恶心欲吐、脘闷纳差除，仍头昏蒙、肢体沉重，口黏而苦，舌脉同前。上方加黄芩

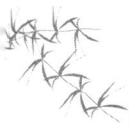

10g，薤白 12g。

又服 14 剂后，患者胸部疼痛明显减轻，呈阵发性隐痛，头昏蒙、肢体沉重亦减，口不苦但仍感黏腻，舌淡红，舌体胖，苔薄白略腻，脉沉滑。痰痹已开，胸阳复展，但脾虚未复。上方去黄芩、黄连、竹茹，加苍术 10g，白术 10g，紫苏梗 10g，荷梗 10g，太子参 15g。

又服 14 剂后，患者胸痛未作，诸症消失。为巩固疗效，嘱其以冠心苏合丸配香砂六君子丸服用，以巩固疗效。

二、调理脾胃治疗眩晕

眩晕是目眩与头晕的总称。目眩即眼花或眼前发黑，视物模糊；头晕即感觉自身或外界景物旋转，站立不稳。二者常同时出现。路老认为前人分眩晕为风、火、痰、虚四端，但证之临床，不论内伤、外感均可引起，而非此四者所能概括。仅从虚而言，其范围广泛，亦远非止气虚、血虚、肾虚眩晕。因十二经脉清阳之气均上注于头，故头又被称为"诸阳之会"。如果一经气血衰少，即可影响脑之温煦、滋养。尤其足太阴脾经和足阳明胃经，它们是产生清阳之气的源泉，关系重大，以其脾胃为水谷之海、气血生化之源、后天之本、气机升降之枢纽。若脾胃健运纳化正常，则水谷精微得以输布，清阳之气得以上升，浊阴之气得以下降，从而使脑聪目明，筋骨坚强。倘若劳倦过度，脾胃损伤，则纳运失职，升降悖逆，不仅清气不能上升，元神之府失养，而且湿阻中州，浊气上蒙清空，会出现胸闷腹胀、头晕目眩、耳鸣耳聋等症。此即《素问·玉机真脏论》中论述脾运太过、不及为病时所说的"其不及，则令人九窍不通"之义。治疗此等眩晕，唯有调理脾胃。

案例一

贾某，男，55 岁，1983 年 2 月 11 日初诊。

患者眩晕已 10 余年，经多方诊治，未能根除而来求诊。症见眩晕时作，时轻时重，重则视物旋转，如坐舟船之中，走路则头重脚轻，低头有欲倒之势，并有心悸、寐差，两目干涩，眼睑肿胀沉重，耳鸣如蝉，脘闷纳呆、恶心嘈杂，咽干口渴欲饮，倦怠乏力，血压较低，经常感冒，二便正常，面形瘦削色白，舌质暗，苔薄白而腻，脉弦滑小数。患者曾服滋阴潜阳、平肝息风及温胆汤数十剂，初时见效，旋即如故。四诊合参，显系脾虚气陷，清阳不升，湿浊中阻所致。方用益气聪明汤合玉屏风散化裁。处方如下：

生黄芪 12g	炒白术 9g	防风 9g	柴胡 5g
升麻 3g	紫苏叶 6g^(后下)	僵蚕 6g	厚朴 9g
陈皮 9g	茯苓 9g	白芍 9g	当归 10g

5 剂，日 1 剂，水煎分 2 次服。

方中黄芪、白术、茯苓甘温益脾胃而健运中气；防风胜湿且能发越，合升麻、柴胡、僵蚕之轻扬，以升发鼓舞胃气，上行头目；并用紫苏叶、厚朴、陈皮和胃宽中，散满除湿；当归、白芍等以和血敛阴。诸药合之，共奏益气升清、化浊祛湿之功。

服上方 5 剂，患者头晕、心悸、耳鸣、口干均见减轻，脘部觉舒，纳谷见增，唯仍感头目欠清，看书不能过久，舌质暗红，苔白略腻，脉弦细。既见效机，仍宗前法。前方去厚朴、僵蚕，加谷芽、麦芽以运脾祛湿，生牡蛎以益肾安神。

迭经五诊，患者眩晕止、湿邪除，唯感肢倦乏力、头脑昏重，舌质淡，苔薄白，脉细弱无力。此乃湿浊已去，中气虚陷，清阳不升之象。遂用补中益气汤加蔓荆子、川芎，又进 24 剂而愈。

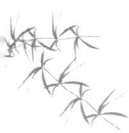

案例二

何某，女，41 岁，1974 年 3 月 28 日初诊。

主诉：头晕脑胀，眼花目暗 6 年。

现病史：患者平素面青肢凉，神倦乏力，心悸，胸闷，耳鸣不绝，眠差梦多，纳谷不馨，口干不欲饮；眩晕频作，发则头晕脑胀，眼花目暗，恶心呕吐，视物旋转，身体晃动，站立不稳，每次发作需数日后才能缓解，久治无效。望其舌淡苔白，诊脉细缓。证属心脾阳虚，寒饮中阻。治应温阳蠲饮，健脾化湿。处方如下：

茯苓 15g	桂枝 10g	白术 15g	甘草 15g
党参 12g	厚朴 10g	酸枣仁 10g	远志 10g
泽泻 6g	大枣 4 枚		

3 剂，日 1 剂，水煎分 2 次服。

上方尽剂，诸症好转，精神渐复。原方又进 2 剂，诸症大减，仅食欲欠佳，身倦乏力，大便时溏，舌淡苔白，脉沉缓。寒湿虽化，脾运未健，拟益气健脾，以杜复萌。处方如下：

党参 15g	白术 12g	茯苓 15g	甘草 5g
陈皮 10g	砂仁 6g	法半夏 10g	焦麦芽 12g
焦山楂 12g	焦神曲 12g	莲子肉 15g	山药 15g
生姜 3 片	大枣 4 枚		

3 剂而愈。

按：《伤寒论》第 67 条载"若吐若下后，心下逆满，气上冲胸，起则头眩，脉沉紧，发汗则动经，身为振振摇者，茯苓桂枝白术甘草汤主之"，指出了中焦阳虚，寒饮内停眩晕的证治。本患者素体阳虚，寒饮内停，重伤脾阳，健运失司，清阳不升，浊阴上逆，蒙蔽清窍，发为眩晕。故以茯苓、桂枝、白术、甘草温阳化饮，加党参助桂枝、甘草复其阳气，泽泻助茯苓、白术利湿健脾，使阴消阳自得复。厚朴、大枣一刚一柔，宽中燥湿悦脾，使阳复阴消。长达 6 年之久的眩晕已杳，再以四君子、香砂剂增损，补脾化湿，理气祛痰，健运中土，以杜痰无再生之患。

三、调理脾胃以安眠

（一）健脾化痰疗多寐

多寐又称嗜睡，是指无论昼夜，时时欲睡，呼之即醒，移时又寐的症状，相当于西医学的发作性睡病。其在《黄帝内经》中称为"好卧""嗜卧""多卧"，在《伤寒论》中有"欲寐""多眠睡"等不同名称。论其病因，有如李东垣责之脾胃虚，朱丹溪究之为脾胃之湿，李梴《医学入门》谓阴盛所致，沈金鳌《杂病源流犀烛》中则以心脾立论。路老继承了前人的经验，多从湿困脾阳、心脾两虚辨治。湿困脾阳可见困倦欲寐，头重如裹，肢体困重，脘闷纳少，苔腻，脉濡缓；心脾两虚可见倦怠多寐，多梦，面色无华，心悸气短，纳呆，泄泻，舌淡嫩，脉微细。治疗上多采用温阳、健脾、祛湿、化痰的方法。又心为五脏六腑之主，精神之所舍，肝为罢极之本，故主张佐以养心调肝之品。

案例

王某，男，15 岁，1985 年 4 月 29 日初诊。

患者自述 2 年来倦怠乏力，头目不清，日间多寐，甚则在课堂上亦不能自制而入睡，纳谷不馨，健忘，头晕，常在情绪激动时感下肢无力，甚至站立不稳，跌仆在地。当地诊为"发作性睡病伴猝倒症"，经服苯丙胺、读书丸等药罔效，故来京求治。症

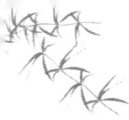

见面色少泽，伴有咽干疼痛、喉中痰黏咳出不爽，舌胖有齿痕，舌边尖红，苔黄稍腻，脉弦滑小数。此为脾气不足，痰湿内阻，蕴而化热，上蒙清窍而成。治宜健脾益气，清心化痰，开窍醒神。处方如下：

太子参 12g	炒白术 10g	半夏曲 9g	石菖蒲 10g
胆南星 6g	莲子肉 12g	生酸枣仁 12g^{（研）}	云茯苓 15g
川郁金 10g	薏苡仁 15g	炒枳实 9g	天竺黄 6g
竹沥水 30mL^{（分2次冲服）}			

并嘱患者忌食油腻、辛辣之品。6剂即见小效，嗜睡稍能控制，纳食有增，咳痰见爽。效不更方，续进7剂。

三诊时痰热标实之象渐退，咽中清爽，精神好转，唯觉头部有压抑感，头昏，自感有热流从头下窜至胸部，仍夜来梦多。此乃心肾不交，神不守舍，魂魄不藏，虚热内扰为患。上方去石菖蒲、半夏、白术、胆南星、郁金、薏苡仁，加枸杞子、黄精、何首乌、沙苑子以补肾柔肝，生地黄、百合、炒黄柏以养阴清热，生龙骨、生牡蛎、灵磁石以潜镇浮阳、安神定志，7剂。

后宗此治则，酌加枳壳、白豆蔻行气化湿，醒脾助运，以防柔润太过有碍脾胃。共治疗2个半月，患者诸症均见改善，头脑清晰，记忆转佳，精力充沛，二便正常，未再发生跌仆。考虑到心脾之疾久必及肝肾，虽已见效机，但仍需巩固，遂予丸药缓缓调治。处方如下：

太子参 30g	沙参 20g	黄精 30g	黄芪 15g
莲子肉 20g	酸枣仁 20g	枸杞子 20g	沙苑子 20g
何首乌 30g	枳实 15g	紫河车 15g	山药 20g
墨旱莲 15g	楮实子 20g	谷芽 20g	麦芽 20g
玫瑰花 15g	合欢花 15g	炙甘草 15g	

共研细末，炼蜜为丸。每丸重 9g，日服 2 次，每服 1 丸，白开水送下。

半年后随访，得知患者神充体健，学习成绩优良。

按：本例是本虚标实之证，始以健脾益气、清心化痰为治；痰热得蠲，标象已除，考虑病久及肾，加之其年未过二八，肾气未充，髓海不足，故加补肝肾之品，冀脾胃健运，气血充盈，诸脏腑、四肢百骸、五官九窍皆得所养，而体健平安矣。

（二）健脾和胃除失眠

不寐又称失眠，属心系病，多种原因均可导致心神不安而成本病，脾胃失调即是常见病因之一。路老从脾胃入手，认为脾胃位居中州，为气机升降之枢纽。或饮食不节，损伤肠胃，则聚湿成饮，酿热生痰，或过饮暴食，过食厚味，宿食不化，壅滞于中，浊气不降，扰胸膈，而心神不安致失眠。此即《素问·逆调论》所谓："阳明者胃脉也，胃者六腑之海，其气亦下行，阳明逆，不得从其道，故不得卧也。"《张氏医通·不得卧》指出："脉滑数有力不得眠者，中有宿食痰火。此为胃不和则卧不安也。"

案例

巴某，女，55 岁，斯里兰卡籍，1984 年 6 月 17 日初诊。

患者自述失眠已 6 年，来中国后，曾服西药、做气功，失眠稍得缓解。近日患者失眠又加重，夜来入睡困难，寐后欠酣，稍闻声响则易惊醒而不能再睡，头晕心悸，脘痞腹胀，纳谷呆滞，呃逆嗳气，右胸膺及右胁时痛，善叹息，以长出气为快，自觉口、鼻、阴道干燥少津，二便尚调。望其形体消瘦，目眶发黑，两目乏神，肌肤干燥不泽，舌体瘦，质暗红，苔薄白，左侧微黄

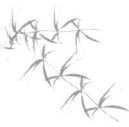

腻，脉左沉弦，右沉细小弦。此属肝胃不和，胆失宁谧所致之胃不和则卧不安之不寐。治宜健脾和胃以治本，温胆宁心以治标。方以温胆汤加减。处方如下：

姜竹茹 12g	法半夏 9g	怀山药 15g	云茯苓 12g
炒白术 6g	谷芽 12g	麦芽 12g	广陈皮 9g
炒酸枣仁 12g	丹参 12g	炒枳壳 9g	炙甘草 6g

5 剂，日 1 剂，水煎分 2 次服。

药后患者胃脘痞满减轻，睡眠好转，两目干涩亦见缓解。既见效机，守法续进。在肝胃得和、睡眠转佳之后，曾加入太子参、黄精、麦冬以益气养血，连进 16 剂。

至第四诊，患者夜寐得酣，纳见馨，肌肤渐丰，面转红润，口、鼻、阴道干燥及胁痛、嗳气等症均见减轻，而腰脊酸痛又作，转以益气养心、健脾补肾为治。处方如下：

红人参^(去芦)3g	麦冬 9g	五味子 15g	莲子肉 12g
黄精 10g	炒酸枣仁 12g	茯苓 12g	山药 20g
谷芽 15g	麦芽 15g	炒杜仲 12g	枸杞子 10g
醋香附 9g			

6 剂，日 1 剂，水煎分 2 次服。

药后见效显著，患者诸症基本消失，再以上方增损，调理半月而告痊愈。

（李平）

第二节 创新冠心病痰热证的诊治与深度研究

冠心病是现代心血管临床中的常见疾病。中医古籍中虽然没有"冠心病"的相关记载，但对"心痛"的文字记载在世界上是最早的，马王堆汉墓出土的《足臂十一脉灸经》中写道："足（泰）少阴温（脉）……其病：病足热……肝痛，心痛，烦心。"东汉末年张仲景的《金匮要略》设立专篇论述胸痹病……浩如烟海的古籍，为中医治疗心脏病提供了重要参考。我在诊疗心脏病过程中，深感随着我国人民生活水平的提高、饮食结构的欧美化、摄入高热量饮食而活动量减少，以及生活节奏的加快、精神压力的增加，冠心病痰热证患者逐年增加，并对痰热型冠心病进行了大量实践和研究，如在诊断方面研制了冠心病痰热证四诊信息量表、冠心病痰热证分级诊断量表，在治疗上创制连夏宁心方进行治疗，在科研方面从心电信息学、心理精神、血浆儿茶酚胺及其代谢产物、神经生长因子的表达等方面对冠心病痰热证患者的特征进行了较为全面的探讨。

一、精研古代文献

《灵枢·五邪》"邪在心，则病心痛"，是对心痛病因的最早描述。

《灵枢·厥病》对心痛进行了真心痛、肾心痛、脾心痛、胃心痛、肺心痛、肝心痛六种分类描述，并提出针刺治疗的穴位："厥心痛，与背相控，善瘛，如从后触其心，伛偻者，肾心痛也，先取京骨、昆仑，发狂不已，取然谷。厥心痛，腹胀胸满，心尤

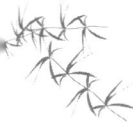

痛甚，胃心痛也，取之大都、大白。厥心痛，痛如以锥针刺其心，心痛甚者，脾心痛也，取之然谷、太溪。厥心痛，色苍苍如死状，终日不得太息，肝心痛也，取之行间、太冲。厥心痛，卧若徒居，心痛间，动作痛益甚，色不变，肺心痛也，取之鱼际、太渊。真心痛，手足清至节，心痛甚，日发夕死，夕发旦死。心痛不可刺者，中有盛聚，不可取于腧。"

《素问·气交变大论》曰"民病口疮，甚则心痛"，《素问·至真要大论》亦有"民病饮积，心痛"，分别是心痛热证与痰饮为病的记载。

《诸病源候论·心痛病诸候》有水饮津液停饮上迫于心和乘心之络的论述："心痛而多唾者，停饮乘心之络故也。停饮者，水液之所为也。心气通于舌，心与小肠合，俱象火；小肠，心之腑也，其水气下行于小肠，为溲便，则心络无有停饮也。膀胱与肾俱象水，膀胱为肾之腑，主藏津液；肾之液上为唾，肾气下通于阴，若腑脏和平，则水液下流宣利；若冷热相乘，致腑脏不调，津液水饮停积，上迫于心，令心气不宣畅，故痛而多唾也。"《诸病源候论》对"热痰"的认识还有"热痰者，谓饮水浆结积所生也。言阴阳痞隔，上焦生热，热气与痰水相搏，聚而不散，故令身体虚热，逆害饮食，头面翕然而热，故云热痰也"，提出上焦生热，复饮食生痰热的病理机制。

对于痰热型冠心病的治疗，我学习了仲景的小陷胸汤，以及朱丹溪、张景岳痰病论。

《伤寒论》："小结胸病，正在心下，按之则痛，脉浮滑者，小陷胸汤主之。"

《丹溪心法》云："诸病寻痰火，痰火生异证。"

张景岳在《景岳全书》中提出"痰之化在脾，痰之本在肾，木郁制土，火盛克金，火邪炎上皆生痰"，"治痰之法必须识痰为标证，治痰知治本，则痰无不清者"。由此可以看出，痰热之存在，其生成与肺、脾、肾有关。

对于文献的学习与感悟结合临床实践，促进了我率领团队对冠心病痰热证的积极探索与应用。

二、对冠心病痰热证诊断进行标准化研究

自 20 世纪后叶以来，冠心病在中国成为临床的常见病和多发病，痰热证逐年增多。我带领学生首先对痰热证的诊断开展了定性与定量的研究，在定性诊断方面参照胸痹的中医病证结合诊断与评价，以及中药新药指导原则，通过对急性心肌梗死与稳定性冠心病痰热证患者症状与体征的收集，根据量表学的研究方法，首先形成冠心病痰热证四诊信息量表，然后进一步对冠心病痰热证诊断量表进行量化分级，建立冠心病痰热证诊断分级量表；提出疾病维度、证候维度、舌脉体征维度的三维诊断方法；并通过大数据和关联分析提出在冠心病疾病诊断基础上但见苔黄腻一症便是的定性诊断依据，引领冠心病痰热证诊断走上了精准化、定量化、科学化的道路。

冠心病四诊信息诊断量表不仅获得了软件著作权，而且广泛运用于冠心病痰热证的研究中。

三、创制干预冠心病痰热证连夏宁心方

我在治疗冠心病痰热证上，紧紧抓住"痰、热"的两个病理与"痰阻气机""痰火扰心"双重病机，针对"痰"和"热"中心环节，以姜半夏与黄连为核心药物，枳壳与首乌藤为佐使，形成九味药物的连夏宁心方并申报专利，主治冠心病痰热证以胸

闷、胸痛、心烦、心悸或寐差、舌红、苔黄、脉滑为主要临床表现者。

在临床具体应用连夏宁心方时，根据热重于痰和痰重于热以及痰热并重的不同，在药量上予以灵活处置，不仅治疗冠心病痰热证，而且广泛运用于结构性心脏病、遗传性心脏病、缺血性心脏病以及心律失常等心血管疾病的痰热证阶段的干预中。

四、对冠心病痰热证的生物学基础开展研究

"司外揣内"是中医学在临床上辨识疾病的主要方法，在几千年的医疗实践中发挥了巨大的作用。然而，随着现代科学水平和诊疗技术的日益提高，人们对疾病的认识越来越深入，"司外揣内"的辨证方法在临床上就显露出一定的缺陷。我带领团队从冠心病痰热证患者的体表心电信息学和血浆生物学标志物出发，开展了系列研究。

团队中王林海等对比痰热型冠心病与血瘀型冠心病患者心率变异性特点，结果表明：痰热型冠心病组全部窦性心搏 R-R 间期的标准差（SDNN）、R-R 间期平均值标准差（SDANN）值均较血瘀证组明显降低，而相邻 R-R 间期差值的均方根（RMSSD）以及相邻 N-N 间期之差 > 50ms 的个数占总窦性心搏个数的百分比（PNN50）值均较血瘀证组明显升高，表明痰热型冠心病患者可能存在更为明显的自主神经功能紊乱。团队中齐连芬等也发现，痰热型冠心病心率变异性各指标的降低均较血瘀证组表现得更为明显，说明其自主神经的紊乱更为严重。团队中白芳芳等的研究亦表明：冠心病患者可能会存在去甲肾上腺素和多巴胺水平的异常；与血瘀型冠心病患者相比，痰热型冠心病患者去甲肾上腺素和多巴胺的水平存在显著差别。该结果表明痰热型冠心病患

者更易累及自主神经，导致自主神经功能的紊乱。

我们团队通过基础实验表明：以黄连和姜半夏为主要组成的配方颗粒不仅能有效减少肾上腺素诱导的大鼠心律失常的持续时间，有效抑制肾上腺素所致的严重心律失常，还能显著改善由于心肌缺血所导致的心脏自主神经重构，改善心室功能。

五、对连夏宁心方干预痰热证进行循证医学研究

我们团队运用病例对照研究的方法，对连夏宁心方治疗 76 例冠心病痰热证患者的疗效进行观察，结果表明：76 例冠心病痰热证患者治疗前后四诊信息采集量表中所有症状改善的总有效率为 94.74%，其中胸痛、胸闷、心悸、气短、头晕、心烦的症状改善有效率分别为 79.55%、77.27%、72.41%、80.95%、84.91%、69.81%，且中医症状总有效率治疗 4 周后疗效明显优于治疗 2 周后（$P < 0.05$）；76 例冠心病痰热证患者治疗前与治疗 4 周后，西雅图量表中的五大项，即躯体活动受限程度、心绞痛稳定状态、心绞痛发作情况、治疗满意程度和疾病认知程度均有明显的差异（$P < 0.05$），且治疗 4 周后西雅图量表标准积分明显高于治疗前，说明连夏宁心方对于冠心病痰热证患者的生存质量具有明显的改善作用，能够提高机体机能状况。该研究表明连夏宁心方能够有效改善冠心病痰热证患者的症状，提高冠心病痰热证患者的生存质量，改善机体机能状况；连夏宁心方对于冠心病痰热证的干预在本组研究中最佳疗程为 4 周；在本研究过程中未发现有不良反应的发生，且患者依从性好。

随机、盲法、安慰剂对照试验研究表明，连夏宁心方分别于治疗前、治疗 2 周后、治疗 4 周后，在改善心绞痛症状积分、痰热证量表评分、西雅图量表评分、6 分钟步行试验评分、心率变

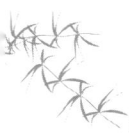

异性（HRV）、血浆儿茶酚胺方面，均优于安慰剂对照组，具有显著性差异。

（李平）

第三节　创立心风论治房颤

一、西医学对心房颤动的认识

心房颤动（atrial fibrillation，AF）简称房颤，是一种常见的心律失常，是指规则有序的心房电活动丧失，代之以快速无序的颤动波，是严重的心房电活动紊乱。西医学认为房颤患者的三大病理生理特点是心室律（率）紊乱、心功能受损和心房附壁血栓形成。在临床表现上，房颤患者可表现为心悸、胸闷、胸痛、头晕、乏力等。心电图提示，房颤最典型的表现为 P 波消失，代之以小而不规则的基线波动，形态与振幅均变化不定，称为 f 波，频率为 350 ～ 600 次 / 分。

房颤的发病率逐年增高，其发病机制较为经典的有多发子波折返假说、主导折返环伴颤动样传导理论、局灶激动学说。Moe等于 1959 年提出了"多子波"假说，认为许多折返性冲动，即兴奋波在心房内不均匀地传导分裂而成的"小波"引起了房颤。之后又有医学家证实心房内同时存在 4 ～ 6 个小波维持房颤，认为心房越大，小波波长越短，房颤越容易维持。而折返激动是快速性心律失常的重要发生机制，是指激动从某处沿一条路径传出后，又从另一条路径返回原处，使该处再次发生激动。

目前西医在房颤的治疗上主要有抗凝，恢复及维持窦性心律，控制心室率。常用的抗凝药物有阿司匹林、华法林等。恢复及维持窦性心律除了常用抗心律失常药物胺碘酮、普罗帕酮外，还有电转复及导管消融治疗。常用控制心室率药物有 β 受体阻滞剂、钙离子拮抗剂。上述药物长期服用，副作用较大，部分患者的复律疗效不理想，日久引发心房肥大，进一步导致心功能不全。

二、心风论

《素问·阴阳应象大论》云，"风胜则动"，"阴阳者，天地之道也"，天地万物均属于阴阳五行。《尚书·洪范》中关于"五行"的描述详尽："水曰润下，火曰炎上，木曰曲直，金曰从革，土爰稼穑。润下作咸，炎上作苦，曲直作酸，从革作辛，稼穑作甘。"其以"木、火、土、金、水"五种"特性"囊括宇宙万物，有五气"风、热、湿、燥、寒"与其相对应。"风"在五行属"木"，对应五脏为肝。先贤们运用"取象比类法"，根据疾病的症状、体征，将中药的四气五味归属于特定的脏腑。如自然界的风可以使物体摇动，便将可造成颤震、眴动、眩晕、抽搐等身体动摇的病邪归属为"风"。风为百病之长，有内外之分，外风袭表、内风中脏，而内外合邪往往最易致病。《黄帝内经》有云，"诸风掉眩，皆属于肝"。就常变而言，上述病机为常，变则为"五脏六腑皆可有风，非独肝也"。故心可生风，风亦可中于心。《证治准绳·杂病》云："颤，摇也；振，动也。筋脉约束不住而莫能任持，风之象也。"风性动，故心房之颤动、心电图中"颤震的 f 波"、病机里的折返机制亦属风象。李平教授将房颤的折返机制与中医风动理论相结合，提出了心风论，认为西医之房颤当

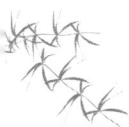

归于中医之"心风"，并将心风分为内风与外风。

（一）心风之外风

《黄帝内经》最早提出心风的病因，即外风中脏。《素问·风论》有云："黄帝问曰：风之伤人也，或为寒热，或为热中，或为寒中，或为疠风，或为偏枯，或为风也，其病各异，或内至五脏六腑，不知其解，愿闻其说。岐伯对曰：风气藏于皮肤之间，内不得通，外不得泄，风者善行而数变……以夏丙丁伤于风者为心风……风中五脏六腑之俞，亦为脏腑之风，各入其门户所中，则为偏风。"《备急千金要方·风虚心悸》云："风毒之中人也……或胸中冲悸，不欲见光明，或精神昏聩。"《诸病源候论》云："风邪搏于心，则惊不自安，惊不已，则悸动不定。"由于"伤于风者，上先受之"，故风邪外侵后有"阳化"的过程，尤其现在的患者大多饮食不节，身体容易上火。风邪善行而数变，属阳邪，易袭阳位，心属阳位，外风袭表，内外不通，易入于心，可致房颤，出现心悸、心慌、心烦胸闷等。从西医学来看，风湿性心脏病容易引发房颤的发生。

（二）心风之内风

《临证指南医案》中说："内风，乃身中之阳气之变动。"虽风、肝皆在五行属木，诸风大多归于肝，但实际上五脏六腑皆可有内风。内风亦可分虚实。《丹溪心法》有云："人之所主者心，心之所养者血，心血一虚，神气不守，此惊悸之所肇端也。"心虚生风，心之气、血、阴、阳不足皆可生风，风性动，故心房颤动、心悸。邪热炽盛，或为痰热，或为瘀热，亢盛化风，风火相煽，扰动心经，发为房颤、心悸心慌等。心之虚风大多因心阴亏虚所致，尤其见于老年房颤患者。心之实风多由痰、瘀、火郁积而生。

"正气存内，邪不可干。"内外合邪，最易致病。正如房颤常见于冠心病、高血压性心脏病、缩窄性心包炎、心肌病及慢性肺源性心脏病等心系疾病。患者的基础疾病中自身有"心虚"的特征，外风易中，内风易生。

（三）木、火、土（风、热、湿）的关系

五行是构成宇宙的基本元素，而世界上唯一不变的是变化，五行之间相生、相克、相侮、相乘的关系才是大千世界"易"（变化）的关键因素。《素问·六微旨大论》有云："亢则害，承乃制，制则生化。"在阴阳平衡的条件下，五行生克，事物周而复始，如环无端，不断运动变化；阴阳失衡，无非太过与不及，即出现五行侮乘，引起事物反常的发展和变化。《金匮要略》开篇有云："夫治未病者，见肝之病，知肝传脾，当先实脾，四季脾王不受邪，即勿补之。"木土关系密切，生理上木克土，病理上木乘土。所谓治未病，体现了中医的前瞻性。肝病最易传脾，即使脾未病应当先实脾以防后患，何况脾为后天之本，顾护脾胃才是立身之本。木、火、土之间的关系，在生理上，木生火，火生土，木克土；在病理上，火不及，母病传子，则土不及，木必克土，阴火内生，气血不足则生风，风火相煽。对应到"五气"上，君主之官亏虚，则后天之本不足，脾胃为生痰之源，脾失健运则生湿、生痰，郁而化火，热极生风。

《灵枢·邪客》曰："故宗气积于胸中，出于喉咙，以贯心脉，而行呼吸焉。"宗气由水谷精微和自然界的清气所化生。脾胃运化水谷精微，与肺之清气合为宗气，宗气贯注心脉，推动心

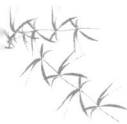

搏动和血行脉中。由此，脾胃之水谷精微之气助心脉以畅达。饮食不节，生活压力大，再加上禀赋不调，脾胃亏虚，气血生化不足，心脉灌注不足。心血虚，则生风致颤，出现心悸心慌；心主血脉，心颤加剧了心脉灌注不足，则血瘀出现了附壁血栓；痰涎本皆气血，若脾胃化失其正，则脏腑病，津液败，气血即成痰涎，痰瘀扰心，出现胸闷胸痛。

（四）房颤的证素

李平教授从"心风论"辨治房颤，认为房颤的证素主要为风、瘀、痰、火。取象比类，心房震颤、颤动为风象。心颤则血脉不足，生瘀形成血栓。从五行而言，火土相生，母子相及；从经络而言，心与脾胃经气相连。脾土运化水谷精微，其中营养稠厚的部分上归于心。又因心为君主之官，主宰十二官的功能正常与否，心、脾之间相互影响。脾运失常，生化不足，气血亏虚，虚可生痰、生风、生瘀，久郁成热，进而化为火毒。

（五）善用虫类药

取象比类贯穿中国文化，在古代文献中关于"风邪"的认识与虫相关，属无形之虫。"形气得而性以得，性者，物所生之理也。"虫类，如全蝎、蜈蚣、地龙、僵蚕等入土善行，在五行中亦属木。古代医家总结出"虫类搜风"。《本草问答》有云："动物之攻利，尤甚于植物，以其动物之本性能行，而又具有攻性。"虫类药为血肉有情之品，搜风之功非草木能及。叶桂认为虫类善行不守，将虫类药配辛药以通阳豁邪，"久则邪正混处其间，草木不能见效，当以虫蚁疏逐"，以"搜剔络中混处之邪"。《临证指南医案》记载："每取虫蚁迅速飞走诸灵，俾飞者升，走者降，血无凝著，气可宣通，与攻积除坚，徒入脏腑者有间。"故虫类搜风并非能除袭表的外风，而是搜剔入于脏腑、久病之风邪。西医学认为，虫类药的具体作用为抗凝、扩管、保护血管内皮、调节血脂等。现代药理知识更是证明了中医的前瞻宏远。

李平教授在治疗房颤时善用虫类药以搜剔无形之虫邪——风邪。常用的虫类药为全蝎、蜈蚣、地龙、僵蚕、水蛭、穿山甲（现用代用品）等。全蝎、蜈蚣常以药对出现，全蝎辛平，归肝经，蜈蚣辛温，归肝、脾、肺经，二者均有息风、解毒、通络的作用。张锡纯说蜈蚣"走窜之力最速，内而脏腑，外而经络，凡气血凝聚之处皆能开之"。现代药理研究表明，二者具有较强的抗凝血作用。地龙咸寒，归肝、脾、膀胱经，长于清热息风、通络、利尿。李时珍在《本草纲目》中写道："蚓在物应土德，在星禽为轸水。上食槁壤，下饮黄泉，故其性寒而下行。性寒故能解诸热疾，下行故能利小便，治足疾而通经络也。"利小便以通阳，地龙利尿可达到阳气通达的作用。现代药理研究也证实，地龙具有缓慢、持久的降血压及抗凝的作用。僵蚕咸、辛、平，归肝、肺经，其功用为息风、解毒、散结。汪昂说僵蚕"轻宣，去风化痰。辛感微温，僵而不腐，得清化之气，故能治风化痰、散结行经。蚕病风则僵，故因以治风，能散相火逆结之痰"。黄宫绣认为僵蚕"大率多属祛风散寒、燥湿化痰、温行血脉之品"。血脉通则络通，可除瘀血。水蛭咸、苦、平，归肝经，有破血逐瘀的作用。吴鞠通说水蛭"以食血之虫，飞者走络中气血，走者走络中血分，可谓无微不入，无坚不破"，可见水蛭菀除瘀血之功非凡。现代药理研究表明，水蛭可抑制体内外血栓的形成，从而保护心肌组织。虫类药攻伐作用较强，应用时当顾护脾胃，可加用陈皮、焦神曲、山楂、甘草等和胃之品。

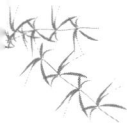

三、小结

李平教授善于应用"意象"概念的延伸，认为凡是临床上所见的颤震、眴动等症状皆属风动之象，故房颤亦属风象，为"心风"。根据多年的临床经验，李平教授从"心风论"辨治房颤，将房颤的证素归纳为风、瘀、痰、火，运用虫类药搜剔心风，调理脾胃法以绝痰瘀之源头，"毒损脉络"的病因观以除日久之痰瘀，临床上颇有疗效。关于虫类药的应用，仍需我们进一步挖掘、归纳、实验、实践。

（戴方圆、白芳芳）

第四节　创新心之积聚理论诊治心肌病与顽固性心律失常

《难经·五十六难》提出了五脏之积，即"肝之积，名曰肥气……心之积，名曰伏梁……脾之积，名曰痞气……肺之积，名曰息贲……肾之积，名曰贲豚"，又有"心之积，名曰伏梁，起脐上，大如臂，上至心下，久不愈，令人病烦心"。《黄帝内经》《难经》中所述之"心之积"皆指生于胸腹部的伏梁。《类经·疾病类·伏梁》中有对伏梁的释义："伏，藏伏也。梁，强梁坚硬之谓。""梁"有强硬之义。在秦汉时期，"五脏之积"几乎是西医学里"肿瘤"的代名词，"心之积"即指上腹部的癥积包块。但积聚不能完全与癌症画等号。历代古籍文献中的积聚有相当一部分属于腹部恶性肿瘤的晚期，与西医学的脏腑病变晚期伴有纤维化、硬化、功能衰竭及脏腑部位的占位性病变等病理变化具有一定的相关性。"伏梁"在《黄帝内经》《难经》及《武威汉代医简》中均有论述，认为"伏梁"非指一种病，而是包括三方面的疾病：脘腹部脓肿性疾病，脐周以下为主的水肿性疾病，心下积块性疾病。"伏梁"是以病灶的部位、外部特征命名的，可见我们对其认识不应拘泥于癌症，就"心之积""伏梁"的认识也应随着疾病谱的扩大而发展，融汇细胞分子学等，使其更微观，更精准。它可以表现在多种心系疾病中，比如隐伏于心之络脉中，贴附于络脉之内壁上，即痰瘀搏结，形成斑块，或者隐匿于心肌细胞中，使其异常增生，郁而生成痰瘀。郁痰瘀三者胶结，引起心肌形态肥大，"形态决定功能"，从而改变心房、心室结构，影响功能。

一、心肌病与顽固性心律失常

肥厚型心肌病（hypertrophic cardiomyopathy，HCM）具有家族遗传性，而心房颤动（atrial fibrillation，AF）是 HCM 患者最常见的心律失常，有 20% ～ 30% 的 HCM 患者合并 AF。HCM 以心肌进行性增厚和心脏重量增加为主要特征，镜下可见心肌细胞排列紊乱，细胞分支多，线粒体增多，心肌细胞极度肥大，细胞内糖原含量增多，还有间质纤维增生。心肌细胞肥大、增生，大量胶原纤维、弹性纤维和蛋白多糖等结缔组织基质形成，李平教授认为这种异常的表现形式与中医学微观的"积聚"相类似，故心脏亦有积聚，即 HCM 可视为古人所言的"心之积"。AF 作为一种快速心律失常，日久可引起心房肥大，是"心之积"的诱因之一。心肌细胞为平滑肌细胞，李平教授提出中医学讲"脾主肌肉"，亦主心肌细胞，故调脾胃则能护心。脾虚而失运化，致水谷精微无力化为气血，壅塞阻滞形成痰瘀，痰瘀隐伏于心肌细

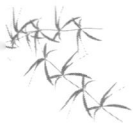

胞，故成"伏梁"；痰瘀郁久化火、灼阴、生风，且会引起心脏结构改变，即出现心肌肥大等。因而李平教授多从心之积聚理论诊治肥厚型心肌病，以及各种心脏病导致心肌肥厚的病理阶段。

二、中医学对"心之积"的认识

"积聚"最早出现在《灵枢·五变》中："人之善病肠中积聚者……皮肤薄而不泽，肉不坚而淖泽，如此则肠胃恶，恶则邪气留止，积聚乃伤。脾胃之间，寒温不次，邪气稍至；蓄积留止，大聚乃起。"《难经》又首次提出"五脏之积"包括心之积的概念："心之积，名曰伏梁……"东汉张仲景在《金匮要略·五脏风寒积聚病脉证并治》中说："积者，脏病也，终不移。"以上论述阐明了积在脏、在血，坚硬不移。

魏晋时期，王叔和在《脉经》中，以《难经》为基，对心之积的临床特点有所补充："诊得心积，脉沉而芤，上下无常处，痞胸满悸，腹中热，面赤嗌干，心烦，掌中热，甚即唾血，主身瘛疭，主血厥……"他认识到了心之积的脉象特点——沉而芤，瘀滞主之；内热也是心之积的内在基础——腹中热、面赤嗌干、心烦、掌中热等，李平教授认为这和西医学认识的 HCM 患者是在炎症，即中医学说的内热的刺激下出现心肌肥厚相吻合。

唐代孙思邈在《备急千金要方》里补充了治疗因痰饮而引起积聚的方剂，治以攻逐之法：蜥蜴丸主治积聚，病机提及留饮结积，方中以蜥蜴、蜈蚣等虫类药为主。在唐代，人们已经认识到虫类药可剔除体内深处的邪气。现代药理研究也发现虫类药有抗凝、保护血管内皮的功能。

在病因病机上，宋代《圣济总录》进行了完善，"然有得之于食，有得之于水，有得之于忧思，有得之于风寒。凡使血气沉滞留结而为病者"，即引起血气瘀滞为关键。痰瘀等病理产物可由血气瘀滞引起，也可负反馈使血气更加瘀滞，久而产生伏梁。金元四大家之一的朱震亨在《丹溪心法要诀》中说："积者，有形之邪，或食，或痰，或血，积滞成块。"痰瘀搏结成积的概念已明确提出。李东垣又有治疗"心之积"的伏梁丸：黄连、黄芩、厚朴、肉桂、茯神、丹参、川乌、干姜、红豆蔻、菖蒲、巴豆霜。其治法为清热化痰，温阳活血，寒热并用。

元代滑伯仁于《难经本义》有云"伏梁，伏而不动，如梁木然，起脐上，大如臂，上至心下，久不愈，令人病烦心，以秋庚辛日得之"，形容了疾病的整体状况、积聚的位置。这又是对心之积所指疾病概念的延伸。

明代《神农本草经疏》记载："饮啖过度，好食油面猪脂，浓厚胶固，以致脾气不利，壅滞为患，皆痰所为。"脾主运化，为气血生化之源，也是生痰之源，痰瘀积于心则成伏梁，故在治疗伏梁上应心脾（胃）同治。《景岳全书·积聚》有云："盖积者，积垒之谓，由渐而成者也。"心之积为慢性病程，"冰冻三尺非一日之寒"，先天禀赋不足，加上后天饮食、生活不节，故生伏梁。

清代唐宗海在《血证论》中说："瘀血在经络脏腑之间，则结为癥瘕。""须知痰水之壅，由瘀血使然。"痰瘀互结是形成"积聚"的主要病理基础。叶天士在《临证指南医案·积聚》中提出"著而不移，是为阴邪聚络，大旨以辛温入血络之品治之。盖阴主静，不移即主静之根，所以为阴也，可容不移之阴邪者，自必无阳动之气以旋动之，而必有阴静之血以倚伏之，所以必藉体阴用阳之品，方能入阴出阳，以施其辛散温通之力也"，在治疗上继承发展了孙思邈善用虫类药的经验。日本医家丹波元坚在《杂病广要》中说："大抵积块者，皆因一物为之根，而血涎裹之，乃

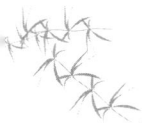

成形如杯如盘，按之坚硬也。食积败血，脾胃有之；痰涎之积，左右皆有之。""伏梁"道出了此病伏藏隐匿、日结癥积的特性。

李平教授将"心之积——伏梁"所指的疾病范围，结合当今细胞分子学等前沿科学，将心肌细胞的肥大、增生均视为微观的"心之积"，痰瘀胶结，郁而化热，热极生风，形成"心风"，从"心脏亦有积聚"立论辨治心肌肥大与顽固性心律失常并在临床实践中加以运用。

三、治疗"心之积"的经验

"伏梁"在中医古籍中代表不同的疾病，如内痈、全身浮肿伴脐腹疼痛、结于心下的结块等。"心之积"，大多数医家将其视为上腹部恶性肿瘤。在西医学中，肿瘤的保守治疗不外乎抗肿瘤、抗转移、抗纤维化等。HCM 的心肌细胞在镜下表现为极度肥大，大量结缔组织基质形成，李平教授从"心之积"立论辨治 HCM 合并 AF 疾病，扩展了"伏梁"在临床中的指导意义。HCM 一般不会直接引起临床症状，容易合并 AF 发生，故 AF 是"心之积"的表征。饮食、生活的不节，导致脾胃内伤，形成内热，"壮火食气"，内热则心气虚，而 HCM 的患者往往伴有心系基础病变；内虚则外邪易中，比如心肌炎等感染性疾病常常易侵袭"内虚"或有心系基础病的患者。内外合邪，心脾（胃）亏虚，气血不畅，则生痰瘀，痰瘀搏结是形成"积聚"的主要病理基础。HCM 甚至引起心力衰竭，降低患者生存质量，缩短患者寿命。

《黄帝内经》有坚者削之、结者散之、菀陈则除之的治疗法则，即用化痰活血、解毒散结之法荡涤隐伏于心的坚硬的病理产物，李平教授将其奉为治疗"心之积"的总原则。《黄帝内经》

还有"大积大聚，其可犯也，衰其大半而止，过者死"，即"心之积"非解毒之品攻之不可，但解毒之品不可过用，恐其伤正。仲景以瓜蒌薤白白酒汤治胸痹对后世论治心疾影响深远，众人皆重视扶助心阳，认为胸中之阳，如当空之日，阳光普照，阴霾乃散。但"阳化气，阴成形"，作为物质基础的"阴"，亦需滋养，而且痰瘀化火后亦可灼伤心阴，保护心阴不容小觑。李中梓比喻积聚如"小人在朝，由君子之衰也"，正是由于心之正气虚弱，痰瘀更易搏结交争于正气，恶性循环。"正气与邪气，势不两立，若低昂然，一胜则一负，邪气日昌，正气日削"，故李平教授在治疗"心之积"时，以补脾益气、滋养心阴为本，解毒散结、化痰活血为标，标本同治，主次分明，常可获效。常用的药物有：①生黄芪、仙鹤草、红景天大补中气。②山茱萸、熟地黄、五味子滋养心阴。③地锦草、猫爪草、土茯苓、重楼、蛇莓解毒。现代药理研究表明，地锦草有抗肿瘤、抗菌、抗氧化、抗疲劳、抗高血压等作用；猫爪草有抗肿瘤、抗结核、抗炎的作用，可增强宿主的免疫功能；《名医别录》中提到蛇莓主胸腹大热不止，蛇莓有抗氧化、抗肿瘤、抗血管新生的作用，可促进免疫功能。④浙贝母、皂角刺、竹茹、陈皮化痰。⑤丹参、红花活血祛瘀，可活心血；三棱、莪术破血活血，《顾松园医镜·积聚》中提及"三棱、莪术，消积聚癥瘕之要药"，其活血程度较丹参、红花增强；地龙、水蛭、全蝎、蜈蚣搜风活血，能活心络之瘀。这三组中药皆可活血，但在程度上层层深入，在临床应用上需把握瘀血之轻重。

四、典型案例

沈某，男，50岁，2018年1月20日初诊。

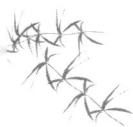

主诉：心悸时作 2 年。

现病史：患者多年烟酒史，熬夜，多汗，口干，易烧心；寐时好时坏，善思虑，大便次数日 2 次，舌红，苔白薄腻，中裂纹，舌下瘀，脉结代。2017 年 7 月 20 日行 24 小时动态心电图：房颤，ST-T 改变。

既往史：胃溃疡。

个人史及家族史：母亲肥厚型心肌病。

西医诊断：心房颤动。

中医诊断：心悸。辨证分型：心肾阴虚，痰火扰心。

治法：滋阴降火，化痰散结。

处方如下：

山茱萸 10g	熟地黄 15g	五味子 10g	生黄芪 15g
浙贝母 15g	皂角刺 10g	竹茹 15g	陈皮 10g
地龙 15g	仙鹤草 15g	地锦草 15g	水蛭 6g

14 剂，水煎服，日 2 次。

2018 年 2 月 3 日二诊：药后患者心悸未作，汗出明显减少，房颤已停，纳可，大便调，起夜 3 次，再入睡困难，舌红苔，薄白，裂纹减少，舌下瘀减轻，脉和缓。门诊血压 113/96mmHg，心率 69 次/分。宗原法续进：上方去黄芪，加丹参 30g，30 剂。

2018 年 3 月 3 日三诊：舌质略红，苔白，有细小裂纹，舌下络脉较细，脉结。补充 2017 年 12 月 27 日超声心动：双房增大，室间隔增厚，左室后壁轻度增厚，左心室腔减小，二尖瓣轻度反流，轻度肺动脉高压。补充中医诊断：心之积（伏梁），证属痰瘀互结。西医诊断：肥厚型心肌病，心房颤动。治法：气阴双补，化痰活血散结。处方如下：

红景天 10g	山茱萸 10g	浙贝母 15g	丹参 15g

莪术 10g　　　三棱 10g　　　红花 10g　　　全蝎 3g

蜈蚣 2 条　　　仙鹤草 15g　　　地锦草 15g　　　猫爪草 10g

土茯苓 15g　　　蛇莓 10g　　　生黄芪 10g

因患者 1 周后需回老家，故予 7 剂，再调方治疗。

2018 年 3 月 10 日四诊：房颤未作。舌质暗，苔白，舌下脉络细暗，脉和缓。门诊血压 145/95mmHg，心率 75 次 / 分。每晚规律服用厄贝沙坦、倍他乐克、阿托伐他汀等。患者服药后诸症减轻，继续补气活血散结，以消心之积聚。处方如下：

红景天 10g　　　山茱萸 10g　　　莪术 10g　　　三棱 10g

丹参 15g　　　全蝎 3g　　　蜈蚣 2 条　　　仙鹤草 15g

地锦草 15g　　　重楼 10g　　　地龙 15g　　　红花 10g

30 剂。5 个月后电话随访，患者房颤不再发作，精神状态佳。

按：上述患者为中年男性，因心悸就诊，首诊结合心电图结果诊断为房颤，治以滋阴降火、化痰散结之法。三诊根据家族遗传史、超声心动结果，确诊肥厚型心肌病。AF 的发生是由 HCM 所致。患者生活作息不律，日久伤脾，再加上有肥厚型心肌病遗传史，心脾两虚，痰瘀互结于心肌细胞，形成"心之积"，郁久化热生风，故导致肥厚型心肌病合并房颤。在治疗上，补养气阴以固本，活血散结以治标，标本同治，寒热并用，中西结合，后期随访疗效尚可。

五、小结

李平教授提出"心脏亦有积聚"，当心肌细胞异常增生、肥大可视其为微观的"心之积——伏梁"。而快速的心律失常如房颤等则通常是"心之积"的表征。心脾虚弱，外邪如（如心肌炎等感染性疾病）易扰，脾失运化，气血不通，痰瘀资生，隐匿于

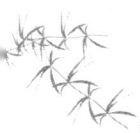

心肌细胞中则形成伏梁，所以调脾胃护心治其本，化痰、活血、解毒疗其标。李平教授立足于"心之积——伏梁"理论，以标本同治、寒热并用诊治心肌肥大合并房颤等顽固性心律失常，在治疗疑难疾病上取得了良效。

（戴方圆、白芳芳）

第五节　创制新方诊治痰热型心律失常与心悸病

一、中医的心悸病不能等同于西医的心律失常

李平教授致力于中西医结合治疗心血管疾病近40年，在大量的临床实践中总结临床规律，认为中医的心悸病不能等同于西医的心律失常。心律失常是西医学对心脏跳动节律出现紊乱的病名概括，有功能性心律失常和器质性心律失常，快速心律失常和慢速心律失常之分，患者除了心慌症状之外还会伴随其他心前区不适，如胸闷等。临床上许多患者以心慌为主诉但并未发现心律失常，属于中医的心悸病。因此，中医的心悸病与西医的心律失常并不完全等同。

二、清热化痰法治疗痰火扰心型心律失常机制阐述

心悸病位在心，其发病与脾、肾、肺等关系密切。心主血脉，主神志，而脾胃功能失和，则气血生化失常，不能荣养机体，可引起心功能的失调。

《素问·经脉别论》曰："饮入于胃，游溢精气，上输于脾，

脾气散精，上归于肺，通调水道，下输膀胱，水精四布，五经并行。"若脏腑功能正常，阴阳平衡，气机升降平和，气血津液化生正常，水液代谢正常，则痰无所生；若脏腑功能失调，中阳不足，脾失健运，气化不利，则水液停聚而为痰为饮。痰浊上犯头目则有眩晕；水湿泛溢周身则肢体沉重甚至水肿；水湿停聚胸胁、脘腹，则出现胸闷脘痞；脾胃运化功能减退，气血化生不足，升降功能失和，清无以升，浊无以降，出现倦怠乏力、食欲不振、纳差呕逆、小便不利、大便溏薄等，舌体胖，舌质淡，苔白，苔腻或水滑，脉沉细或弦滑；痰湿内停，上扰于心，则心功能紊乱，导致心律失常，出现心慌、胸闷等症状。

李平教授在临床诊疗中不断摸索和实践，发现清心化痰法及通过调脾胃治疗痰火扰心型心律失常颇有成效。常见症状：心悸时发时止，时常处于胸闷、烦躁状态，失眠，且头晕，口苦，大便秘结，小便短赤，舌红，苔黄腻，脉滑数或结代。

李平教授认为痰热内扰，郁热化火为心律失常最常见的病机之一。随着生活水平的大大改善，现代人的生活方式及饮食结构较以前大不相同。如喜食肥甘厚腻，对生冷辛辣有极大偏爱，这种饮食习惯对于脾胃的损伤很明显。脾胃功能受损，则运化功能下降，湿不正化，停聚于体内，湿病缠绵，郁而化热，灼津为痰，滋生痰火。痰火进一步使脾胃升降功能紊乱，心气不足则无力鼓动心血运行，心神失养则痰火伏于体内扰动心神，心无所依、神无所归出现悸动不安。

三、创制连夏宁心方及组方药物辨析

李平教授治疗心律失常的常用方由九味药物组成，即黄连、

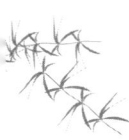

竹茹、枳壳、半夏、陈皮、茯苓、首乌藤、石菖蒲、郁金。该方由黄连温胆汤化裁构成，去掉了甘草及生姜，将行有形之气的枳实改为行无形之气的枳壳，另加入首乌藤、石菖蒲、郁金。郁金性寒，入心肝经，可清心凉血、行气解郁；石菖蒲化痰开窍宁心；首乌藤安神益智，对于睡眠有良好帮助。诸药合用，标本兼治，共奏清火化痰、安神宁志之效。

李平教授以心悸与心律失常，痰热证与痰火扰心的区别为切入点，进行了相关探讨。

痰热证是指痰热交结而出现的证候。痰是水液代谢失常，停聚而成的病理产物。痰郁久化热，机体呈现痰热之象。脾气虚弱，津液不能布散，聚湿生痰，则形体失去正常津液的滋润，出现口干、咽干等。

痰热证无明确指向病变脏腑，为概括全身症状的整体表现而归纳的证型。在翻阅文献中发现，痰热证较多出现于肺脏疾病及中风病，也可出现于冠心病中。在临床接诊中，对于全身症状明显伴有心慌的心律失常归为痰热证，痰热表现主要集中于心脏，全身症状不明显的归类为痰火扰心。二者均采用了黄连、半夏、陈皮、竹茹等九味药物进行了清心化痰的治疗。其药物辨析如下。

1. 黄连 黄连味苦，性寒，有清热燥湿、泻火解毒之功，善清中焦之火，治疗痰火扰心，火热之邪扰乱中焦气机。黄连清中焦心火，配伍化痰药，共奏清化痰热之效。现代药理研究证明，黄连中的小檗碱有抗心律失常的作用，应用少剂量的黄连对于心肌收缩力有增强作用，大剂量应用会抑制心脏收缩力。此外，黄连具有抗炎、抗菌、保护胃黏膜、保护心肌、抗肿瘤的作用，对心血管疾病、糖尿病有改善作用。

2. 半夏　半夏辛温而燥，生于夏至前后，此时夏季过半，于是名为半夏。生半夏有毒性，通常采用炮制对半夏进行加工，或者与其他药物配伍，减弱毒性。经过不同的炮制，药理功效不同，半夏经过不同炮制后分为生半夏、清半夏、法半夏、姜半夏。不同的病证选用相应的半夏炮制品。姜半夏经过姜的炮制，毒性减弱，燥湿健脾，止呕，对于脾胃的调理功效增强，善祛湿化痰，健运脾胃。已有实验证明半夏具有抗心律失常的作用，半夏配伍麦冬、竹茹可降逆止呕，配伍干姜可温肺化饮，配伍白术、天麻可治疗痰湿型眩晕。

3. 茯苓　茯苓，味甘，性平，归心、肺、脾、肾经，可利水渗湿，健脾和胃，宁心安神。茯苓作用平和，常用于治疗水肿尿少、痰饮眩悸、脾虚食少、便溏泄泻、心神不安、惊悸失眠等。茯苓不仅是一种药材，也常常作为食材制成各种养生保健食品。现代药理研究发现，其富含多糖类、三萜类、甾体类、蛋白质等成分，具有利尿、保肝、抗炎、抗病毒、抗肿瘤、提高免疫等功效。茯苓与半夏、生姜配伍具有祛痰化饮、降逆止呕、调理中焦气机的功效，对于痰饮喘咳、呕逆有较好的治疗作用；与养心安神药物配伍，可安神宁心定悸；与山药配伍，对于脾肾气虚有滋补作用，可增强脾肾功能，利水消肿，健脾益气。

4. 陈皮　陈皮味辛、苦，性温，归脾、肺经，燥湿化痰兼理气。在异功散中，陈皮与党参、白术配伍治疗脾胃气虚证，治疗脾胃虚弱，食欲不振，食后腹胀，恶心呕吐等。陈皮与半夏、茯苓配伍燥湿化痰；与黄芩配伍，可清热化痰；与竹茹、黄连配伍，可治疗痰热呕吐。现代药理研究发现，陈皮有消炎杀菌的作

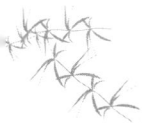

用，能预防动脉硬化，扩张血管，降血压及心率，鲜品煎剂提取物能对心脏有兴奋作用。

5. 石菖蒲 石菖蒲味辛，性温，开窍醒神，化湿和胃，豁痰，可治疗痰蒙清窍导致的癫痫、神昏、健忘，痰湿阻滞中焦的胃痛、腹痛、脘痞、噤口下痢、心烦胸闷等。现代药理研究表明，石菖蒲主要含挥发油、脂肪酸、氨基酸、糖类等化学成分，具有增强免疫、抗癌、抑菌、抗突变等药理作用，对心脑血管系统、呼吸系统、消化系统也有明显的保护作用。石菖蒲醇提物的水溶液和挥发油对于心脏有明显的抑制作用，动物实验证实，其能降低蛙的心收缩幅度和频率，其中 β-细辛醚作用强而持久。挥发油有奎尼丁样作用；非挥发油成分通过抑制异位节律点而发挥抗心律失常用。

6. 郁金 郁金味辛、苦，性寒，归肝、心、肺经，有活血止痛、行气解郁、清心凉血、利胆退黄的功效。心悸病位在心，但是与其他脏腑均有密切联系，心悸痰火扰心的患者常常伴有情绪急躁易怒，郁金这味药物性寒，既可清心火，又有行气解郁之功效，对于情志不遂导致肝胆气机不畅，进而产生心悸的患者有良好的作用。现代药理研究证明，郁金具有抗肿瘤、抗抑郁、保肝、抗辐射的作用，对于消化系统、心血管系统均有作用。

7. 枳壳 枳壳味苦、辛、酸，性微寒，具有理气宽胸、行滞消胀的功效，是中医常用的理气药，用于治疗胁肋胀痛、胸闷脘痞等症状。现代药理研究表明，枳壳主要含有黄酮、生物碱、挥发油等化学成分，可增加冠脉血流量和肾血流量，并可利尿。枳壳有诱发心肌节律的作用，枳壳中含有辛弗林，对肾上腺素 α 受体有兴奋作用。

8. 竹茹　竹茹味甘，性寒，有清热化痰、除烦止呕之功效，可用于痰热咳嗽，以及胆郁痰扰，痰郁化热的内、儿、妇科疾病。竹茹与黄连、半夏配伍，清化热痰，除烦清热，可用于惊悸，心烦，失眠等。

9. 首乌藤　首乌藤具有养血安神、祛风通络的功效，用于治疗失眠多梦，血虚身痛，风湿痹痛。首乌藤配伍运用广泛，与酸枣仁配伍，滋养心阴，宁心神；配生地黄，养血补阴；配天冬、麦冬，清虚火、养心阴。现代药理研究表明，首乌藤含有大黄素、大黄素甲醚、大黄酚、大黄酸等羟基蒽醌类衍生物及其他成分，具有抗炎、抗病毒、抑菌、免疫调节、保护肝肾、利胆、促进胃肠蠕动、抗氧化、清除自由基、改善微循环等药理作用。

（王婷婷、李平）

第六节　倡导疗心疾当安眠论

一、心血管疾病与睡眠的关系

李平教授在临床诊疗心血管疾病时非常关注患者的睡眠状况，从中医、西医两个不同的角度认识心血管疾病与睡眠的关系。从西医角度来看，交感神经兴奋与儿茶酚胺毒性是心血管系统疾病的重要病理环节，它们除使心率加快外，由于迷走神经功能的抑制，睡眠质量受到影响，加之西药的药物依赖成瘾性及神经毒性，使得患者求助于中医。从中医角度来讲，高血压、冠心病、心律失常等心血管疾病都有心脏气血阴阳失衡，这使得阳入

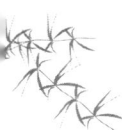

于阴则寐的生理被打破，正常的睡眠节律异常。可以说，睡眠质量关乎心血管疾病患者病情的稳定与康复，因此对心血管患者来说睡眠管理非常重要。

（一）心主血脉功能异常影响心主神明

《素问·五脏生成》言"诸血者，皆属于心"，说明血液受心脉的管理。《素问·六节藏象论》云"心……其充在血脉"。心主血脉包含三方面内容：其一，心气推动血液在全身运行，输送营养物质于全身各脏腑形体关窍；其二，心阳具有温煦作用；其三，心阴心血濡养脉道发挥正常功能。由此可见，心总司一身血液的运行，心主身之血脉功能的正常发挥离不开心的气血阴阳。《灵枢·营卫生会》说："血者，神气也。"《灵枢·平人绝谷》言："血脉和利，精神乃居。"中医认为心藏神，神包括人的精神活动和情绪，在生理情况下心的气血阴阳正常，则神明平和稳定。

当情志失调、饮食不节、劳逸失度等各种病因导致气机不畅，痰湿、瘀血等病理产物阻滞于血脉，耗伤心之气血阴阳，导致心气无力推动和调控血液运行，心阳无法激发心脏搏动，心阴不能抑制心脏搏动，心血不能濡养心脏，均可导致血液运行失常，发为冠心病、心律失常等心血管疾病。血是神志活动的物质基础之一。各种心血管疾病的发生都会影响心神，即脉病及神。或是由于心血不足，血不养神，心神失养而不寐，正如《景岳全书·杂证谟·不寐》云"血虚则无以养心，心虚则神不守舍"；或是由于心血瘀滞、痰瘀滞络，日久化热，血热扰神，心神不安而不寐，最终神脉俱病——各种心血管疾病合并失眠。

（二）心主神明功能异常影响心主血脉

《灵枢·本神》曰："心藏神，脉舍神。"《灵枢·大惑论》曰："心者，神之舍也。"《灵枢·邪客》称心为"五脏六腑之大主"。《素问·灵兰秘典论》云："心者，君主之官也，神明出焉。"心具有主宰五脏六腑、形体官窍等生命活动和意识、思维等精神活动的功能。《灵枢·本神》说："所以任物者谓之心。"心神正常，则能驭气以调控心血的运行，各脏腑功协调有序，身心康健。

现代社会生活工作压力过大，人们思虑过度，长期处于焦虑、抑郁、紧张的不良精神状态中，会影响心神而致不寐，正如《景岳全书·杂证谟·不寐》所云："盖寐本于阴，神其主也。神安则寐，神不安则不寐。"不寐日久，精神状态改变，耗伤心之气血，形成恶性心身互动，必然影响心主血脉的生理功能，以致加重各种心血管疾病的发生和发展，最终失眠和心血管疾病共同出现。

二、病证结合，证寐分治

对于心血管疾病，李平教授在集中西医优势治疗疾病的同时，病证结合，给予白天中医干预，对于不寐病采取晚间用药的方法，突破了安神药物白天服用的常规。

李平教授认为，针对心血管疾病合并失眠，要注重补心气，养心血，安心神。不论是心主血脉，还是心主神明，心的正常生理功能都离不开心之气血。气血二者关系密不可分：气为血之帅，气能生血、行血、摄血；血为气之母，血能生气，亦能

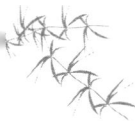

载气。心血管疾病合并失眠患者大多为慢性病程，久病耗伤心之气血。《难经·十四难》曰"治损之法奈何？……损其心者，调其荣卫"，认为治疗心脏的虚证可通过调营卫即调理气血来实现。据此，李平教授提出，针对心血管疾病合并失眠的患者，无论是因气血阴阳不足，心神失养而致的虚性失眠，还是痰饮、水湿、瘀血、痰火等各种病理产物瘀阻于心脉，心神被扰而致的实性失眠，均应从整体观念出发，四诊合参，辨证论治，根据不同患者、不同疾病、不同病机予以个体化的证候治疗。

三、安神助眠，晚服六味，彰显疗效

李平教授治疗心血管疾病合并失眠，临床上常在患者睡前 1 小时给予酸枣仁、首乌藤、刺五加、茯神、合欢花、龙骨六味中药加减。这六味中药大多味甘、性平，均归心经，或能养心血而安神，或能补心气而安神，或能解郁宁心而安神。现代药理学研究表明，这六味中药均有镇静催眠的作用，并且酸枣仁、首乌藤、刺五加还对心血管系统有一定作用。另外，心血管疾病合并失眠的患者常伴有焦虑、抑郁状态，酸枣仁、刺五加、茯神、合欢花对抑郁、焦虑等精神系统疾病有一定作用。

1. 酸枣仁 酸枣仁味甘、酸，性平，归肝、胆、心经。《本草经集注》最早记载酸枣仁，曰其"主治心腹寒热……烦心不得眠……虚汗，烦渴"，并将其列为上品。酸枣仁能养心阴、益肝血而宁心安神，为养心安神之要药，尤宜于心肝阴血亏虚，心失所养之虚烦不眠、惊悸多梦。正如黄元御《长沙药解》所言，酸枣仁"味甘、酸，入手少阴心、足少阳胆经。宁心胆而除烦，敛神魂而就寐。"现代药理研究表明，酸枣仁对睡眠、心血管系统

均有一定作用。酸枣仁有催眠、镇静作用，酸枣仁皂苷类成分是其改善睡眠的主要活性成分。有研究表明酸枣仁黄酮类成分对其镇静催眠作用也有一定贡献；还有研究表明酸枣仁总生物碱能显著延长阈上剂量戊巴比妥钠致小鼠睡眠时间，增加阈下剂量戊巴比妥钠睡眠动物数。除此之外，酸枣仁还有抗心律失常、抗心肌缺血、防治动脉硬化、降血脂、降血压、强心、抗抑郁作用。

2. 首乌藤　首乌藤是蓼科植物何首乌的干燥藤茎，又名夜交藤。其味甘，性平，归心、肝经，能补养阴血、养心安神，宜于阴虚血少之失眠多梦、心神不宁。《本草正义》云："夜交藤治夜少安寐。"现代药理研究表明，首乌藤有镇静催眠的作用。首乌藤改善睡眠的有效成分包括首乌藤苷类、总黄酮和总蒽醌，李智欣等的研究表明首乌藤中的苷类有致眠作用。除此之外，首乌藤有降低血脂的作用，首乌藤提取物对脂肪酸合成酶（FAS）具有很强的抑制作用。

3. 刺五加　刺五加味甘、微苦，性温，归脾、肺、肾、心经，能补益心脾之气，并安神益志。现代研究表明，刺五加粉、刺五加注射液能调节中枢神经系统兴奋和抑制过程，改善大脑供血，促进脑细胞代谢和修复，改善睡眠。有临床观察表明：刺五加制剂能够镇静安神，使患者提前入睡，增加睡眠时间和深度，改善记忆。此外，刺五加有抗心肌缺血、降低心肌梗死面积、抗动脉粥样硬化等作用，并能提高机体缺氧耐受力和对温度变化的适应能力。

4. 茯神　茯神味甘、淡，性平，归心、肺、脾、肾经，功能宁心安神，适用于心神不安、惊悸、健忘、失眠。《本草纲目》曰："茯神甘平，无毒，辟不祥，疗风眩风虚，五劳口干，止惊

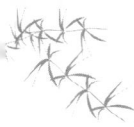

悸、恚怒、善忘，开心益智，安魂魄，养精神……"相关研究表明，茯神具有镇静作用。茯神可以延长睡眠时间，与戊巴比妥钠等有协同作用，对多数失眠、入睡困难和睡眠易醒的人都有疗效。茯神还可用于以情绪或神志障碍为主要表现的精神系统疾病。

5. 合欢花 合欢花味甘，性平，归心、肝经，善于舒肝解郁，悦心安神，适宜于情志不遂、忿怒忧郁所致的心神不安、烦躁不宁、抑郁失眠，能使五脏安和，心志欢悦，为悦心安神之要药之一。《神农本草经》云其"味甘，平。主安五脏，利心志，令人欢乐无忧。久服轻身明目得所欲"。现代药理研究表明，合欢花水煎剂有极显著的镇静、催眠作用。另外，合欢花所含的黄酮类物质有抗抑郁作用。

6. 龙骨 龙骨为古代哺乳动物如三趾马类、犀类、鹿类、牛类、象类等骨骼的化石或象类门齿的化石。龙骨味甘、涩，性平，归心、肝、肾经。其质重，能镇惊安神，为重镇安神的常用药，宜于心神不宁、心悸失眠、健忘多梦等。《名医别录》言其"养精神，定魂魄，安五脏"。《药性论》云其"逐邪气，安心神……止梦泄精，夜梦鬼交，治尿血，虚而多梦纷纭加而用之"。现代药理研究表明，龙骨主要有镇静安神、抗抑郁等药理作用。除此之外，龙骨水煎剂有中枢抑制和骨骼肌松弛作用，能调节机体免疫功能、促进血液凝固、降低血管通透性等。

在临床中，李平教授常以酸枣仁、首乌藤、刺五加、茯神、合欢花、龙骨这六味药物作为睡前方灵活运用，同时根据患者的伴随症状，辨证论治，临证加减。如精神恍惚，无故悲伤欲哭，心中烦乱，不能自主，睡眠不安者，白天方中加甘麦大枣汤；由心肾不交引起的失眠多梦，夜间方中加远志；肝阴不足、肝阳上亢，心神不安而从长期失眠者，重用龙骨以潜阳。

四、久病沉疴，安神定志，重剂取效

（一）诊病疗疾，量效关系

李平教授经过大量的临床实践认识到心血管疾病多为急危重症或慢病迁延，诊病用药有明显的量效关系。量效关系是指在一定范围内药物的剂量或浓度增加或减少时，药物的效应随之增强或减弱。影响药物量效关系的因素有许多，如个体年龄、性别、体质差异，药物剂型、给药途径等。每一味中药都不是一种化学成分，其化学成分的复杂性导致中药的量效关系更为复杂。在临床处方用药中，中药的剂量和疗效有密切关系，古往今来素有"中药不传之秘在剂量"之说，清代王清任也说"药味要紧，分量更要紧"。现在越来越多的学者在中药药理实验、教学和中医临床实践中发现有些中药的药理效应并非像西药那样，在一定的范围内随着药物剂量的增加而增加，也就是中药的剂量大小与其药理效应不一定成正比关系。揭示药物的量效关系有助于临床用药规律的总结和提高，有助于保证中药应用的有效性、安全性和经济性。

（二）心病不寐，当以重量

李平教授提出心病不寐是并病，转比单纯失眠，当重剂方能取效。

2020 年版《中华人民共和国药典》（以下简称《药典》）规

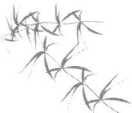

定酸枣仁用量为 10 ～ 15g，但李平教授考虑到酸枣仁属《神农本草经》上品药，"上药……主养命以应天，无毒。多服、久服不伤人"，故临床可大剂量应用。李平教授临床应用酸枣仁治疗心血管疾病合并失眠，常用炒酸枣仁 30g，根据病情轻重予以 45g，有时可用到 60g 甚至 90g，而针对顽固性的失眠，最多可用 120g，重剂以速安心神。无论是常规剂量、重剂、大剂量还是超大剂量，均未见毒副作用。对于便秘、舌红，热象明显者，予生酸枣仁。

《药典》规定首乌藤用量为 9 ～ 15g。李平教授临床针对心血管疾病合并失眠的患者，常用首乌藤常规剂量 30g，中剂量 45g，大剂量 60g，未见明显不良反应。

《药典》规定刺五加的用量为 9 ～ 27g。李平教授临床针对心血管疾病合并失眠的患者，常用刺五加常规剂量 30g，中剂量 45g，大剂量 60g，超大剂量 120g，未见不良反应。

中国中医药出版社出版的全国高等中医药院校规划教材（第十版）《中药学》载茯神用量为 10 ～ 15g。李平教授临床针对心血管疾病合并失眠的患者，常用茯神常规剂量 30g，中剂量 45g，大剂量 60g，超大剂量 120g，未见不良反应。

《药典》规定合欢花的用量为 5 ～ 10g。李平教授临床针对心血管疾病合并失眠的患者，常用合欢花常规剂量 30g，中剂量 45g，大剂量 60g，未见不良反应。

《中药学》载龙骨的用量为 10 ～ 15g。李平教授临床治疗心血管疾病合并失眠，常用生龙骨常规剂量 30g，中剂量 45g，大剂量 60g，未见明显不良反应。

综上所述，李平教授认为心血管疾病合并失眠患者往往病程较长，"重剂尚能起沉疴"，大剂量使用均未见不良反应，而且疗效显著。

五、病证同治，讲求时效

中药汤剂的煎服法，自古以来就受到历代医家的重视。《神农本草经·序例》："病在胸膈以上者，先食后服药；病在心腹以下者，先服药而后食；病在四肢血脉者，宜空服而在旦；病在骨髓者，宜饱食而在夜。"可见服药时间十分重要，在特定的时间服药，可以使药物充分发挥作用，增加疗效。宋代许叔微在《普济本事方》中论述了肝经血虚，魂不守舍，影响心神不安而导致不寐的病机，在服药上提出"日午夜卧服"的观点。由此可见，失眠患者的服药时间对于改善睡眠的疗效十分重要。

李平教授在临床中，针对心血管疾病合并失眠患者常予两方，即白天方和夜间方。其中白天方针对高血压、冠心病、心律失常等心血管疾病，辨证论治，病证同治；夜间方针对失眠，药味较少，剂量较大。白天方，每日 1 剂，上午和下午分服，间隔时间 6 小时；夜间方，2 日 1 剂，每晚睡前 1 小时服。李平教授对中药的服用时间和方法十分重视，临床中常耐心给予患者解释和指导，这些细节无疑是促进良好医患关系、增加患者信任感、提高临床疗效的关键，值得借鉴学习。

（郝千莹、李平）

参考文献

［1］葛匀波，徐永健，梅长林，等.内科学［M］.北京：人民卫生出版社，2013：177-191.

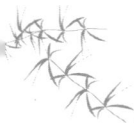

［2］顾春英.房颤发生机制的研究进展［J］.内蒙古医学杂志，2010，42（4）：443-446.

［3］Allessiem A，Lammers WJ，Bonke IM，et al. Intra-atrial reentry as a mechanism for atrial flutter induced by acetylcholine and rapid pacing in the dog［J］.Circulation，1984，70（1）：123-135.

［4］冯玲，尹伊艰，苏凤哲，等.从"纳化"谈路志正教授调理脾胃法的学术思想［J］.世界中西医结合杂志，2012，7（3）：190-194.

［5］李雯斌.虫类中药抗动脉粥样硬化的作用机制概述［J］.浙江中医杂志，2017，52（2）：154-155.

［6］李嫦玲，周知午.全蝎粉对华法林在人体内血药浓度和抗凝血功能的影响［J］.湖南中医杂志，2011，27（3）：136-137.

［7］代龙，张红.蜈蚣不同提取工艺抗凝血及溶栓作用的比较研究［J］.中华中医药学刊，2009，27（8）：1777-1779.

［8］刘亚明，郭继龙，刘必旺，等.中药地龙的活性成分及药理作用研究进展［J］.山西中医，2011，27（3）：44-45.

［9］张汉忠，董明华，张汉贞.水蛭活性物质体外抗凝及纤溶活性的研究［J］.湖北中医学院学报，2002，4（2）：31-32.

［10］赵俊芬.中医肿瘤源流探析［J］.中医药导报，2007，13（10）：3-5.

［11］陈宏，魏冬梅，尹钢.浅析仲景积聚、癥瘕证治特色及其对后世的影响［J］.新中医，2012，44（10）：145-146.

［12］张笑.积聚脏腑经络分治的基础理论研究［D］.哈尔滨：黑龙江中医药大学，2010.

［13］李应存.伏梁病证治古今谈［J］.中医药学报，2004（1）：3-4.

［14］李灿梅.肥厚性心肌病30例临床诊治体会［J］.吉林医学，2016，37（12）：2954-2955.

［15］De Crane SK，Sands LP，Young KM. Impact of missing data on analysis of postoperative cognitive decline（POCD）［J］.Appl Nurs Res，2013，26（2）：71-75.

［16］徐海华，盛绚宇，曹利祥.丙泊酚复合瑞芬太尼全静脉麻醉在骨科手术中的应用［J］.中国医刊，2013，48（12）：76-78.

［17］李斐媛，叶小汉.从积聚内生论治动脉粥样硬化［J］.广州中医药大学学报，2010，27（6）：633-635.

［18］陈烨文.张仲景痰饮学说及其对唐以前医家的影响［D］.杭州：浙江中医药大学，2016.

［19］戴方圆，杨阳，李金懋，等.李平教授从"心风"立论治疗心房颤动［J］.世界中西医结合杂志，2018，13（8）：1068-1071.

［20］王少墨，王庆其.络脉理论与肿瘤临床运用刍议［J］.浙江中医杂志，2012，47（3）：157-159.

［21］李娜，王显超，荣根满.肥厚性心肌病猝死的诱因、病理变化与前瞻性研究［J］.中国医药指南，2014，12（32）：246，249.

［22］艾克白尔·买买提，买热艳木·艾尔肯，努丽曼古丽·哈斯木，等.维吾尔药地锦草研究进展［J］.中国民族医药杂志，2016，22（10）：71-72.

［23］李瑞，尹春萍.中药猫爪草的研究进展［J］.中国药师，2014，17（3）：489-492.

［24］张帅，刘胜.中药蛇莓的药理作用和临床应用研究进展［J］.云南中医中药杂志，2016，37（6）：79-81.

［25］王玉，杨雪，夏鹏飞，等.酸枣仁汤化学成分、药理作用、临床应用的研究进展及质量标志物的预测分析［J］.中国中药杂志，2020，45（12）：2765-2771.

［26］陶丽宇，高月求，韦靖，等.首乌藤相关药理作用及临床运用的研究进展［J］.时珍国医国药，2018，29（10）：2486-2488.

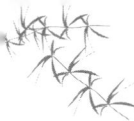

［27］张晶，刘芳芳，陈彦池，等 . 刺五加化学成分及药理学研究进展［J］. 中国野生植物资源，2008（2）：6–10.

［28］江思艳，谢海棠，陈艾东，等 . 刺五加注射液治疗失眠症的系统评价［J］. 实用药物与临床，2013，16（8）：711–713.

［29］张雪，向瑞平，刘长河 . 茯神的化学成分和药理作用研究进展［J］. 郑州牧业工程高等专科学校学报，2009，29（4）：19–21.

［30］田硕，苗明三 . 合欢花现代研究分析［J］. 中医学报，2014，29（6）：859–861.

［31］谭云龙，孙晖，孙文军，等 . 酸枣仁化学成分及其药理作用研究进展［J］. 时珍国医国药，2014，25（1）：186–188.

［32］耿欣，李廷利 . 酸枣仁主要化学成分及药理作用研究进展［J］. 中医药学报，2016，44（5）：84–86.

［33］吴玉兰，许惠琴，陈诜 . 酸枣仁不同炮制品及炒酸枣仁中总黄酮与总皂苷的镇静催眠作用比较［J］. 时珍国医国药，2005（9）：868–869.

［34］符敬伟，乔卫，陈朝晖 . 酸枣仁总生物碱镇静催眠作用的实验研究［J］. 天津医科大学学报，2005（1）：52–54.

［35］黄宜生，贾钰华，孙学刚，等 . 酸枣仁皂苷 A 对缺血再灌注损伤大鼠心律失常及 Bcl–2、Bax 表达的影响［J］. 中药新药与临床药理，2011，22（1）：51–54.

［36］张玮，袁秉祥，于晓江，等 . 酸枣仁总皂苷对大鼠急性心肌缺血的保护作用［J］. 西安交通大学学报（医学版），2005（4）：333–335.

［37］吴玉兰 . 酸枣仁炮制品中总皂苷对高脂血症大鼠实验动物模型的影响［J］. 江苏中医药，2004（5）：55–57.

［38］张典，袁秉祥，孙红 . 酸枣仁总皂甙对原发性高血压大鼠的降压作用［J］. 西安交通大学学报（医学版），2003（1）：59–60.

［39］李智欣，杨中平，石宝霞，等 . 夜交藤中改善睡眠成分的研究

［J］.食品科学，2007（4）：327–331.

　　［40］孙颖慧，张睿，张淑妍，等.首乌藤提取物对动物脂肪酸合酶的抑制及其减肥抑食作用［J］.中国科学院研究生院学报，2007（4）：453–459.

　　［41］马洪方，叶朝兴.刺五加注射液治疗神经衰弱80例临床分析［J］.中医药研究，2000（2）：5.

　　［42］眭大员，曲绍春，于小风，等.刺五加叶皂苷对大鼠心肌缺血再灌注损伤的保护作用［J］.中国中药杂志，2004（1）：75–78.

　　［43］刘宏雁，李吉平，王秋晶，等.刺五加叶皂甙对实验性高脂血症大鼠血小板形态的影响及其机理的初步探讨［J］.人参研究，2000（4）：15–18.

　　［44］宋秀，王谦.合欢叶镇静催眠作用的药理研究［J］.赤峰学院学报（自然科学版），2010，26（10）：52–53.

　　［45］施学丽，郭超峰.合欢花的研究进展［J］.中国民族医药杂志，2012，18（12）：30–32.

　　［46］康大力，瞿融，朱维莉，等.柴胡加龙骨牡蛎汤有效部位抗抑郁作用研究［J］.时珍国医国药，2009，20（1）：72–73.

　　［47］王冬，刘颖，李廷利.龙骨对自由活动大鼠睡眠时相的影响［J］.时珍国医国药，2008（9）：2129–2130.

　　［48］佟海岩.浅议中药的量效关系［J］.贵阳中医学院学报，2005（3）：48–49.

　　［49］傅延龄，蔡坤坐，宋佳.方药量效关系文献与理论研究思考［J］.北京中医药大学学报，2010，33（9）：601–605，640.

　　［50］王妍，宋亚南，陈丽名，等.基于数据挖掘的酸枣仁现代临床量效关系初探［J］.中华中医药杂志，2016，31（9）：3729–3732.

　　［51］刘晟，吉红玉，王青，等.酸枣仁的临床应用及其用量探究［J］.

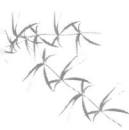

吉林中医药，2019，39（8）：1004–1007.

［52］刘安祥，韩德林，乔志刚.酸枣仁过敏反应一例［J］.陕西中医，1993（12）：50.

［53］刘景聚.酸枣仁过敏一例报告［J］.河北中医，1985（5）：33.

［54］吴嘉瑞，郭位先，张冰，等.国医大师颜正华教授用药剂量规律数据挖掘研究［J］.中华中医药杂志，2014，29（4）：1046–1049.

［55］郑玉娇，张培，林家冉，等.首乌藤的临床应用及其用量［J］.长春中医药大学学报，2020，36（2）：225–227.

［56］蒋跃文，李家庚，樊讯，等.煅龙骨现代临床量效关系研究初探［J］.中医研究，2013，26（10）：70–73.

［57］王利华.中药汤剂的煎服法对疗效的影响［J］.中国医药导报，2007（25）：166–167.

第二章

脉案精粹

第一节　高血压验案

案例一　高血压眩晕之痰浊上蒙证案

张某，男，45 岁，2016 年 3 月 14 日初诊。

主诉：阵发性头晕 1 周。

现病史：患者 1 周来无明显诱因出现阵发性头晕，发作时行走不稳。现症见：头晕，头脑不清利，头重如裹，午后头痛，纳可，眠差，二便调。门诊血压 120/90mmHg。

既往史：高血压 5 年，最高达 160/100mmHg。现服用替米沙坦氢氯噻嗪 1 片，日 1 次；马来酸左旋氨氯地平 1 片，日 1 次。

个人史及家族史：父亲有高血压病史。

望闻切诊：舌尖红，苔白水滑，舌下脉络可，脉滑数。

西医诊断：高血压 1 级。

中医诊断：眩晕。辨证分型：痰浊上蒙证。

处方如下：

姜半夏 10g	麸炒白术 10g	天麻 30g	陈皮 10g
茯苓 15g	石菖蒲 10g	郁金 15g	葛根 30g
川芎 10g	地龙 15g	炒僵蚕 10g	红景天 10g

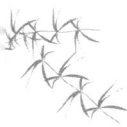

14 剂，日 1 剂，水冲分 2 次服。

2016 年 4 月 25 日二诊：患者现仍有眠差，舌尖红，苔白水滑，舌下脉络可，脉滑数。门诊血压 160/100mmHg。辅助检查：尿酸 434μmol/L，同型半胱氨酸 16.4μmol/L。处方如下：

西药方：马来酸依那普利片 10mg，日 2 次；叶酸片 0.4mg，日 2 次。

中药方：

姜半夏 10g	麸炒白术 10g	天麻 30g	陈皮 10g
茯苓 15g	石菖蒲 10g	郁金 15g	葛根 30g
川芎 10g	地龙 15g	炒僵蚕 10g	红景天 10g
泽泻 15g	木瓜 30g	制远志 10g	琥珀 10g

7 剂，日 1 剂，水冲分 2 次服。

半个月后随访，患者服药后头晕好转，血压平稳，睡眠可，二便调。

按： 患者中年男性，症见头晕，头脑不清利，头重如裹，午后头痛，眠差。舌尖红，苔白水滑，脉滑数。考虑患者平素饮酒无节，嗜食肥甘厚味，易生湿化痰，加之思虑过度，导致脾胃损伤，运化无力，津液内停聚而为痰，痰浊上蒙清窍而见头晕头痛。痰邪为眩晕的重要致病因素，正如朱丹溪所言，"无痰不作眩"。该患者辨证分型为痰浊上蒙证，方用半夏白术天麻汤加减以化痰息风，健脾祛湿。方中半夏燥湿化痰，天麻平肝息风而止头眩，两者合用，为治风痰眩晕头痛之要药；白术、茯苓健脾祛湿，能治生痰之源；佐以陈皮理气化痰；葛根、川芎活血行气，为治疗头晕头痛的专药；石菖蒲、郁金化痰利湿开窍；少佐地龙、炒僵蚕、红景天以活血通络祛风。痰瘀互结上扰清窍导致患者头昏蒙疼痛，化痰的同时给予活血，痰瘀共治，并用僵蚕、葛根引药上行，药到病所，效如桴鼓。患者服药 14 剂后头晕头痛好转，仍有眠差，故加远志、琥珀安神定志以助眠。此外，患者生化结果示尿酸升高，同型半胱氨酸升高，此亦为体内水液代谢失常，痰浊内生的表现，故加用泽泻、木瓜化湿利水和络。

（袁晶、韩飞、白芳芳整理）

案例二　高血压眩晕之肝郁气滞证案

王某，女，62 岁，2014 年 3 月 7 日初诊。

主诉：高血压 10 余年。

现病史：高血压 10 余年，最高达 160/80mmHg，一直口服雅施达，血压稳定。2013 年 8 月血压突然升高，在本院急诊输液治疗，又在他院治疗，血压控制不稳，现又换回口服雅施达，测血压 124/67mmHg，今晨未服降压药测血压 134/73mmHg。现症见：头晕，右侧面部痉挛，情绪抑郁，易怒，善叹气，双下肢轻微水肿，眠差，饮食可，二便正常，舌暗红，裂纹，无苔，脉弦滑。

既往史：甲状腺结节，心律失常，高脂血症，动脉硬化症，颈动脉斑块。

西医诊断：高血压 1 级，高脂血症，动脉硬化症，甲状腺结节，心律失常。

中医诊断：眩晕。辨证分型：肝郁气滞证。

处方如下：

柴胡 10g	枳壳 10g	白芍 15g	川芎 10g
香附 10g	生龙骨 15g	生牡蛎 15g	甘松 12g
广金钱草 15g	泽泻 15g	泽兰 15g	浙贝母 15g
玄参 15g	夏枯草 15g		

10 剂，日 1 剂，水冲分 2 次服。

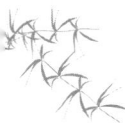

2014 年 3 月 17 日二诊：患者现仍有头晕，右侧面部痉挛，情绪抑郁，易怒，善叹气，双下肢轻微水肿，饮食可，二便正常。舌暗红，裂纹，无苔，脉弦滑。今晨测血压 120/60mmHg。处方如下：

柴胡 10g	枳壳 10g	白芍 15g	川芎 10g
香附 10g	生龙骨 15g	甘松 12g	生牡蛎 15g
广金钱草 15g	泽泻 15g	泽兰 15g	浙贝母 15g
玄参 15g	夏枯草 15g	玫瑰花 15g	合欢花 15g

14 剂，日 1 剂，水冲分 2 次服。

2 周后随访，患者服药后头晕好转，面部已无痉挛，血压平稳，睡眠可，二便调。

按：患者老年女性，症见头晕，右侧面部痉挛，情绪抑郁，易怒，善叹气，眠差，舌暗红，裂纹，无苔，脉滑，辨证分型为肝郁气滞证。肝主疏泄，主调畅情志，若肝失疏泄，气机郁滞则会表现为情绪抑郁，易怒，善叹气；气机郁滞日久则影响血的运行，因此气滞与血瘀常并见，出现肝经循行部位的结节肿块；肝主藏血，血藏魂，夜卧血无以归于肝而致魂不内藏，可致不寐；头晕、面部痉挛为气血运行不畅，不能上荣于头面部的表现。本例患者以气郁表现为主，治疗上以柴胡加龙骨牡蛎汤合柴胡疏肝散加减。两方合用，既能疏肝理气，活血止痛，又能重镇安神。甘松、玫瑰花、合欢花可加强理气解郁的效果。针对甲状腺结节，加入浙贝母、玄参、夏枯草散结消肿。张仲景在《金匮要略·水气病脉证并治》提出"血不利则为水"，瘀血与水肿常并见，并互相促进。因此，本方中既有白芍、川芎等活血药，又加入金钱草、泽泻、泽兰这些利水化湿药给邪以出路，缓解水肿表现。纵览本方，治则上以行气解郁为主，兼以活血利水，体现了气血水同治的思想。患者服药后睡眠改善，血压稳定。

（袁晶、韩飞、李海田整理）

案例三　高血压眩晕之肝火上炎证案

韦某，女，75 岁，2016 年 6 月 27 日初诊。

主诉：间断头晕 10 余年，加重 2 周。

现病史：10 余年前患者无明显诱因间断出现头晕、头痛。现症见：头晕，全头痛，善太息，口干，夜间口苦，口淡乏味，睡眠差，二便调。

既往史：高血压 20 年，最高达 190/110mmHg，现服用硝苯地平控释片，收缩压控制在 160mmHg 左右；颈动脉粥样硬化症，高脂血症，服用立普妥治疗。

个人史及家族史：父亲高血压、脑卒中病史。

望闻切诊：舌质暗红，苔黄，舌下脉络细瘀滞，脉弦硬。

西医诊断：高血压 3 级，动脉粥样硬化症，高脂血症。

中医诊断：眩晕。辨证分型：肝火上炎证。

处方如下：

西药方：厄贝沙坦氢氯噻嗪片 1 片，日 1 次；马来酸左旋氨氯地平片 2.5mg，日 2 次。

中药方：

葛根 30g	川芎 30g	黄芩 10g	赤芍 15g
牡丹皮 10g	炒决明子 15g	菊花 30g	白芷 12g

14 剂，日 1 剂，水冲分 2 次服。

2016 年 7 月 11 日二诊：患者现右侧偏头痛，略口干，手足心热，胸中烦闷，目涩，视物昏花，眠差，晨起血压偏高。舌质暗红，苔黄，舌下脉络细瘀滞，脉弦硬。处方如下：

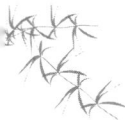

青蒿 10g	银柴胡 10g	炒栀子 10g	淡豆豉 10g
黄芩 10g	密蒙花 30g	生酸枣仁 30g	炒决明子 15g
白芍 15g	南沙参 30g		

14 剂，日 1 剂，水冲分 2 次服。

2 周后随访，患者服药后头晕、头痛、口干好转，血压平稳，睡眠可，二便调。

按：患者老年女性，症见头晕，全头痛，善太息，口干，夜间口苦，口淡乏味，睡眠差，舌质暗红，苔黄，舌下脉络细瘀滞，脉弦硬，辨证分型为肝火上炎证，治疗以清泻肝火为主。方中菊花、决明子、黄芩清肝泻火；葛根、川芎、白芷行气通络止头痛；因患者舌下脉络迂曲，颈内动脉斑块，提示体内存在瘀血阻滞，故加用牡丹皮、赤芍，既能凉血活血，又能清泻肝经之火邪。患者服药 14 剂后，诸症缓解，表现为一系列阴虚内热的症状——手足心热、胸中烦闷、口干等，治疗以清热养阴除烦为主。方中青蒿、银柴胡均入肝经，能够退虚热，凉血；栀子豉汤清热除烦，宣发郁热；黄芩增强泻火之力；密蒙花、炒决明子清肝明目退翳；白芍、南沙参、生酸枣仁滋养阴血，利于夜卧血归于肝，魂魄内藏。

（袁晶、韩飞、李海田整理）

案例四　高血压眩晕之痰瘀互结证案

张某，女，68 岁，2016 年 3 月 18 日初诊。

主诉：头晕脑胀伴心慌 3 月余。

现病史：3 个多月前患者活动后出现头晕脑胀，心慌。现症见：头晕脑胀，心慌，枕部不适，晨起及下午 6 点加重，左侧上下肢麻木沉重，右眼视物模糊，咳嗽咳痰，色黄量多，眠差，纳差，大便干。门诊血压左侧 175/100mmHg，右侧 170/100mmHg。

既往史：高血压 11 年，现服用富马酸比索洛尔，血压控制在 160/90mmHg 左右；高脂血症 6 年，现口服立普妥；先天性心脏病，房间隔缺损修补手术后；双侧扁桃体摘除术后；左下肺腺癌，现服用胸腺五肽。

望闻切诊：舌暗，苔黄，脉滑。

西医诊断：高血压 2 级。

中医诊断：眩晕。辨证分型：痰瘀互结证。

处方如下：

西药方：苯磺酸氨氯地平片 5mg，日 2 次；艾司唑仑片 2mg，日 1 次；富马酸比索洛尔片 2.5mg，日 2 次。

中药方：

葛根 15g	川芎 10g	竹茹 15g	胆南星 10g
天竺黄 6g	炒僵蚕 6g	炒决明子 15g	生山楂 15g
琥珀 10g	制远志 10g	鸡血藤 15g	川牛膝 15g

14 剂，日 1 剂，水冲分 2 次服。

2016 年 4 月 8 日二诊：患者现仍有晨起头晕、脑胀、心慌、气短，口干口苦，面部阵发性发紧，眠差，舌暗，苔黄，脉滑。处方如下：

| 葛根 15g | 川芎 15g | 胆南星 10g | 枸杞子 15g |
| 女贞子 15g | 僵蚕 10g | 地龙 15g | 全蝎 6g |

7 剂，日 1 剂，水冲分 2 次服。

2016 年 4 月 15 日三诊：服药后，患者面部发紧、口干口苦、头晕、心慌均较前减轻，舌暗，苔黄，脉滑。处方如下：

| 葛根 15g | 川芎 15g | 胆南星 10g | 枸杞子 15g |
| 女贞子 15g | 僵蚕 10g | 地龙 15g | 全蝎 6g |

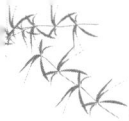

炒薏苡仁 30g　　川牛膝 10g　　桑寄生 10g

14 剂，日 1 剂，水煎分 2 次服。

2 周后随访，患者服药后头晕脑胀、心慌气短和口干口苦的症状明显好转，二便调。

按：患者老年女性，主要表现为头晕脑胀，心慌，枕部不适，左侧肢体麻木沉重，右眼视物模糊，咳嗽痰多，纳差，大便干，眠差，舌暗，苔黄，脉滑。辨病为眩晕，证属痰瘀互结证。治疗以活血通窍，清热化痰为大法。关于眩晕的病机，有因风、因火、因痰、因虚、因瘀致眩等不同学说。本病患者为老年女性，致病因素以痰和瘀为主，故应用了大量化痰药物和活血通络药。竹茹、胆南星、天竺黄清热化痰，既针对有形之痰，也针对无形之痰；葛根、川芎、鸡血藤、川牛膝活血行气通络；琥珀、远志安神定志以助眠；决明子、生山楂消食通便使胃肠通畅以助邪气的祛除。此外，风邪也是本病的一个重要因素，方中运用了僵蚕、地龙、全蝎等祛风通络药，李平教授十分善用虫类药治疗风证，疗效显著。此类药物辛温走窜，擅长搜刮深藏在脏腑经络中的风邪，正如《得配本草》言全蝎"引风药达病所，以扫其根，入降药暖肾气，以止其痛"，《医学衷中参西录》言蜈蚣"走窜之力最速，内而脏腑，外而经络，凡气血凝聚之处皆能开之"。同时，患者为老年女性，年过半百，肾气渐衰，肾精渐亏，进而出现脑胀，中医认为脑为髓之海，肾主骨生髓，李平教授在祛邪的同时运用枸杞子、女贞子、川牛膝、桑寄生等补肾药物，补肾填精，祛邪与扶正兼顾，标本同治，更有利于患者病情的恢复。患者服药后血压稳定，诸症大减。

（袁晶、韩飞、李海田整理）

案例五　高血压眩晕之肝阳上亢，肝肾不足证案

方某，女，84 岁，2017 年 3 月 10 日初诊。

主诉：高血压 10 年，血压控制不佳伴眩晕 1 月余。

现病史：高血压 10 年，最高达 190/80mmHg，口服苯磺酸左旋氨氯地平 2.5mg，日 1 次，后血压不稳定，药物更换为拜新同。1 个多月前患者血压再次出现不稳，血压压差大，时有头晕，无恶心呕吐，于安贞医院就诊，予缬沙坦氨氯地平片口服后，效果不佳。后于我院行输液治疗，予马来酸桂哌齐特，血压仍不稳定。现症见：头晕，头项疼痛，头热，手心发热，下肢沉重，睡眠可，多梦，饮食可，腹泻，门诊血压 150/60mmHg。

既往史：蛋白尿病史，心律失常病史。

望闻切诊：舌淡，苔薄白，脉滑。

西医诊断：高血压 3 级，心律失常。

中医诊断：眩晕。辨证分型：肝阳上亢，肝肾不足证。

处方如下：

西药方：厄贝沙坦氢氯噻嗪片 1 片，日 1 次。

中药方：

菊花 15g	黄芩 10g	知母 15g	黄柏 10g
石决明 15g	熟地黄 15g	山药 10g	茯苓 15g
泽泻 15g	牡丹皮 10g		

10 剂，日 1 剂，水冲分 2 次服。

2017 年 3 月 20 日二诊：患者药后头晕、头痛、头热、手心发热明显减轻，阵发性手脚抽筋，腹泻，大便 1 日 3 ～ 4 次，不成形，色黑，舌暗，苔薄白，有裂纹，脉缓。血压现控制在 140/70mmHg 左右。处方如下：

菊花 10g	黄芩 10g	知母 10g	黄柏 10g

石决明 10g　　熟地黄 10g　　山药 15g　　　茯苓 15g

泽泻 10g　　　牡丹皮 10g　　肉桂 6g　　　黑顺片 6g

7剂，日1剂，水冲分2次服。

1周后随访，患者血压稳定，腹泻已止，阵发性手脚抽筋较前缓解，纳可，二便调。

按：患者老年女性，症见头晕，头项疼痛，头热，手心发热，下肢沉重，多梦，腹泻，舌淡，苔薄白，脉滑。患者头面及手心以热象为主，下肢沉重及腹泻为下虚表现，辨证分型为肝阳上亢，肝肾不足证。张景岳在《黄帝内经》"上虚则眩"的理论基础上，对下虚致眩进行了详尽论述。他在《景岳全书》中提出："头眩虽属上虚，然不能无涉于下。盖上虚者，阳中之阳虚也；下虚者，阴中之阳虚也。阳中之阳虚者，宜治其气……阴中之阳虚者，宜补其精……"针对下虚致眩，他提出了补肾精的治法。针对本例患者，李平教授在治疗上运用了大量清肝火息肝风药，如菊花、黄芩、石决明等治其标，同时加了六味地黄丸以滋补肝肾，上下同治，扶正与祛邪兼顾。服药10剂后患者头晕、头痛、头热、手心发热明显减轻。同时，该患者不仅有上述肝肾阴虚的表现，还存在腹泻、大便不成形等阳虚证表现，故二诊时加入了肉桂、黑顺片以温补肾阳。李平教授认为，老年患者，肾精亏虚，加之久病，常表现为肾之阴阳两虚，阴阳两虚证是老年高血压患者比较常见的证型，应重视补肾法在眩晕中的作用，补肾时应注意阴阳双补，以助肾水生，肾阳长。

（袁晶、韩飞、李海田整理）

案例六　高血压眩晕之肝郁气滞，痰瘀阻络证案

史某，女，78岁，2016年10月31日初诊。

主诉：头晕发作 2 周，伴心慌 5 天。

现病史：2 周前患者无明显诱因出现头晕，走路头重脚轻，外院给予马来酸桂哌齐特输液 10 天，无明显改善。5 天来患者夜间头晕发作，血压升高，最高可达 180/100mmHg，伴有心慌心悸，走路不稳，心烦急躁，眠差，舌暗红，苔白厚，舌下脉络瘀滞如串珠，脉结代。心电图示室性期前收缩，心率 68 次 / 分。门诊血压 150/70mmHg。心率 78 次 / 分。

既往史：高血压病史 4 年，服马来酸左旋氨氯地平，血压控制可；下肢静脉曲张病史 1 年。

西医诊断：高血压 3 级。

中医诊断：眩晕。辨证分型：肝郁气滞，痰瘀阻络证。

处方如下：

北柴胡 10g	白芍 15g	麸炒枳壳 10g	醋香附 10g
川芎 10g	泽泻 15g	白术 10g	炒蒺藜 10g
皂角刺 10g	盐沙苑子 15g	酒女贞子 15g	百合 30g
刺五加 60g	茯神 15g		

14 剂，日 1 剂，水冲分 2 次服。

2016 年 11 月 21 日二诊：服药后患者时有心烦眠差，舌暗红，苔白腻，脉滑。前方加枸杞子 10g，草决明 10g，生山楂 10g，菊花 15g。

1 周后随访，患者头晕、头重脚轻的症状明显好转，纳可，二便调。

按：此案例李平教授诊断为眩晕，辨证为痰瘀滞络证。该患者为肝气郁结，气行不畅，津液凝聚为痰，痰浊闭阻脉络，致使血行不畅形而痰瘀滞络，发为眩晕。治疗上以疏肝行气，化痰解瘀为主。患者心烦易急躁，方用柴胡疏肝散加减，疏肝理气活

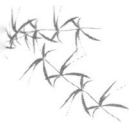

血；舌象痰瘀严重，泽泻、白术健脾利水；白蒺藜、皂角刺平肝解郁散痰结，定眩；川芎行气活血化瘀；沙苑子、女贞子、百合、刺五加、茯神补益肝肾，安神助眠。全方采用调肝之法治疗老年性高血压，根据中医肝的条达之性，融合了疏肝、平肝、滋肝等法来调节患者整体的功能失衡状态，服药后患者头晕、走路不稳症状减轻，仍眠差心烦，遂予原方加枸杞子、菊花引经，生山楂、草决明加强清肝除烦之功。

（李阳、韩飞、白芳芳整理）

案例七　高血压眩晕之气滞血瘀证案

许某，女，59岁，2016年8月12日初诊。

主诉：高血压20年，血压波动1个月。

现病史：20年前患者体检时发现高血压，血压最高达180/110mmHg，现服用缬沙坦80mg，日1次，血压控制满意，最近1个月来因带状疱疹疼痛诱发血压波动。现症见：头晕头痛，胸闷气短、心慌，口苦纳差，腹部胀气，入睡困难易醒，视物模糊，忽冷忽热，带状疱疹性下肢疼痛，二便可，舌暗胖大裂纹，苔薄白水滑，舌下脉络可，脉弦滑。

西医诊断：高血压3级，焦虑状态，带状疱疹。

中医诊断：眩晕。辨证分型：气滞血瘀证。

处方如下：

秦艽 30g	川芎 10g	桃仁 10g	红花 10g
羌活 30g	炙没药 10g	当归 10g	醋五灵脂 10g
醋香附 10g	川牛膝 10g	地龙 15g	白芍 30g
首乌藤 45g	姜厚朴 10g		

14剂，日1剂，水冲分2次服。

2016年8月19日二诊：服药后患者仍有头晕头痛、胸闷气短心慌、纳差、胀气，口苦、入睡困难易醒、视物模糊、忽冷忽热、带状疱疹性下肢疼痛较前减轻，二便可。处方如下：

当归10g　　生地黄15g　　桃仁10g　　红花10g

麸炒枳壳10g　赤芍15g　　北柴胡30g　　川芎30g

醋延胡索30g　首乌藤45g　　板蓝根30g

14剂，日1剂，水冲分2次服。

1周后随访，患者头晕、心慌的症状明显好转，纳可，二便调。

按：此案例李平教授诊断为高血压，辨证分型气滞血瘀证。本案患者因带状疱疹疼痛而引发高血压，中医责之于肝胆火盛，湿热内蕴，外受毒邪，所化之火与肝火湿热等相互搏结，阻遏经络气血不通，气滞血瘀，不通则痛，故下肢疼痛。选方身痛逐瘀汤行气活血、通络止痛，加以白芍30g缓急止痛，首乌藤45g安神，姜厚朴化湿兼以开郁。本病高血压的发生，李平教授治疗上审证求因，治病求本，初诊治疗上以行气活血止痛为主，二诊时患者疼痛减轻，血压较平稳，口苦及忽冷忽热等症状缓解，仍纳差胀气，方用柴胡疏肝散、活血四物汤加减，加以醋延胡索，重在行气，气行则血行，血行则瘀血自去，通则不痛。板蓝根辅以清热解毒，疗效更佳。

（李阳、韩飞、李海田整理）

案例八　高血压眩晕之痰火扰心证案

赵某，女，52岁，2016年8月5日初诊。

主诉：高血压5年，血压波动伴眩晕4个月。

现病史：患者5年前诊断为高血压病，最高可达190/

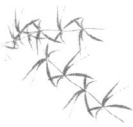

110mmHg，口服马来酸左旋氨氯地平 1.25mg，美托洛尔 12.5mg，血压控制满意。4 个月前患者出现血压不稳定，时有头晕，服药后血压降低，最低降至 90/60mmHg，心率 80 ～ 90 次 / 分。现症见：头晕潮热汗出，月经紊乱，心烦意乱，不思饮食，失眠，小便可，大便稀，舌暗，苔黄厚，舌下脉络可，脉弦细。汉密尔顿焦虑量表（HAMA）：24 分，明显焦虑。

西医诊断：高血压 3 级，更年期综合征。

中医诊断：眩晕。辨证分型：痰火扰心证。

处方如下：

竹茹 30g	陈皮 10g	茯神 30g	茯苓 30g
生姜 6g	北柴胡 10g	胡黄连 10g	青蒿 10g
生龙骨 15g	生牡蛎 15g	生山楂 30g	焦神曲 15g

20 剂，日 1 剂，水冲分 2 次服。

2016 年 9 月 2 日二诊：服药后患者仍有潮热汗出，头晕，口干口苦，舌暗，苔黄厚，脉弦细。处方如下：

黄芩 10g	炒栀子 10g	北柴胡 10g	车前草 15g
生地黄 15g	泽泻 15g	通草 10g	当归 10g
龙胆 6g	浮小麦 60g	木香 10g	

14 剂，日 1 剂，水冲分 2 次服。

2016 年 9 月 9 日三诊：服药后患者时有口干、口苦，自汗出，舌暗，苔黄，脉弦细。处方如下：

炒栀子 10g	淡豆豉 10g	胆南星 10g	姜半夏 10g
茯苓 15g	陈皮 10g	麸炒枳壳 10g	首乌藤 45g
浮小麦 30g	玫瑰花 30g	玳玳花 30g	

14 剂，日 1 剂，水冲分 2 次服。

2 周后随访，患者头晕、失眠、恶心的症状明显好转，纳可，二便调。

按： 此案例李平教授诊断为高血压，辨证分型为痰火扰心证。痰邪易蒙蔽清窍而出现头晕；火性上炎，裹挟痰邪扰心，而心主神明，心主血脉，神明被扰而出现心烦失眠；水火不济，热扰肝肾导致情绪焦虑、月经紊乱。方选黄连温胆汤加减，取其清热化痰和胃之功；茯神、茯苓配伍，增其健脾化痰、宁心安神之效；柴胡、胡黄连、青蒿共用以清潮热骨蒸；生龙骨、生牡蛎共用潜火下行；山楂、神曲健胃消食。二诊时患者食欲、失眠改善，仍头晕，脾胃气机恢复但仍有肝火上炎之象，故给予龙胆泻肝汤加减清泻肝胆实火，佐浮小麦清虚热止汗，木香行气健脾。三诊时患者血压平稳，头晕消失，纳眠可，二便正常，方用栀子豉汤合二陈汤加减，仍是清热化痰、行气健脾。首乌藤、浮小麦、玫瑰花、玳玳花解郁安神助眠。本案可体现出临床治疗中肝与脾的关系，肝胆痰火扰心，清肝火的同时也要固护脾胃，正所谓干木易乘脾，初诊李平教授用药重在健脾化痰正是如此，待脾土夯实才可大力清热。

（李阳、韩飞、李海田整理）

案例九 高血压眩晕脑鸣之阴虚阳亢证案

刘某，男，62岁，2014年12月22日初诊。

主诉：头晕脑鸣反复发作2年。

现病史：患者2年前患高血压后出现头晕脑鸣，记忆力差，口中黏腻，夜尿增多，饮食可，舌质红裂纹，少苔，脉沉。平素血压控制稳定。

西医诊断：高血压。

中医诊断：眩晕，脑鸣。辨证分型：阴虚阳亢证。

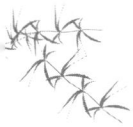

处方如下：

生地黄 15g	熟地黄 15g	山药 12g	酒萸肉 15g
茯苓 15g	牡丹皮 10g	泽泻 15g	生白术 10g
北柴胡 10g	炒蒺藜 15g	知母 15g	葛根 15g
蝉蜕 10g	红景天 10g	炒酸枣仁 15g	

14 剂，日 1 剂，水冲分 2 次服。

2014 年 12 月 26 日二诊：服药后患者仍有脑鸣，口中黏腻，舌质红，苔少，有裂纹，脉沉。前方去柴胡，加醋龟甲 15g，枸杞子 15g，麦冬 15g，桑椹 15g，黄芩 10g。

1 周后随访，患者头晕、失眠、夜尿多的症状明显好转，纳可，二便调。

按：此案例李平教授诊断为眩晕、脑鸣，辨证分型为阴虚阳亢证，此证多为年老肾阴亏损，阴不敛阳，阴虚会引起阳气亢盛，阳亢则能使阴液耗损，两者互为因果，相互消耗。方用六味地黄丸加味，滋阴补肾，益精填髓，加生白术健脾益气、燥湿利水，柴胡、葛根、蝉蜕作为引经药引药上行，且能升清阳以止脑鸣，红景天、炒酸枣仁益气活血安神。二诊时患者睡眠、夜尿多均好转，加龟甲潜阳，枸杞子、桑椹、麦冬滋阴，黄芩清热，诸药共奏滋阴潜阳清热之功以安神。

（李阳、韩飞、李海田整理）

案例十　高血压眩晕之肝胆湿热证案

关某，女，58 岁，2015 年 8 月 24 日初诊。

主诉：高血压伴头晕头痛 1 年。

现病史：患者 1 年前发现血压升高，因忌惮西药未坚持服用降压药治疗，血压波动在（110 ～ 160）/（50 ～ 70）mmHg，平素头晕头痛，心烦起急，耳部发堵，汗出明显，纳可，睡眠不实，大便可，舌红胖，苔白厚腻，舌下脉络可，脉弦滑。门诊血压 165/75mmHg。

西医诊断：高血压 2 级。

中医诊断：眩晕。辨证分型：肝胆湿热证。

处方如下：

钩藤 10g	煅牡蛎 10g	郁金 30g	红景天 20g
首乌藤 10g	夏枯草 15g	天麻 10g	浮小麦 30g
百合 30g	枸杞子 30g	石菖蒲 10g	

14 剂，日 1 剂，水冲分 2 次服。

2015 年 9 月 7 日二诊：服药后患者血压控制在（102～132）/（55～70）mmHg，头痛好转，仍头晕，耳堵，眼睑轻度水肿，活动后偶有心慌，舌红胖，苔白厚腻，舌下脉络可，脉弦滑。处方如下：

竹茹 10g	泽泻 10g	生白术 10g	红景天 20g
枳实 10g	首乌藤 10g	胆南星 10g	姜半夏 10g
陈皮 10g	茯苓 15g	茯神 30g	黄连 6g
石菖蒲 10g	郁金 15g		

14 剂，日 1 剂，水冲分 2 次服。

1 周后随访，患者头晕、心烦、血压不稳的症状明显好转，纳可，二便调。

按：此案例李平教授诊断为高血压，结合患者症状及舌脉辨证分型为肝胆湿热证。患者平素情绪易激动，肝气易急，肝阳上亢，横逆乘脾，致肝胆枢机不利，脾胃运化失常而湿热内生，湿热上蒙清窍则出现头晕头痛、耳部发堵，湿热蒙蔽胸阳则出现心烦起急，湿热外熏蒸肌肤则出现汗出。故治疗上以钩藤、天麻

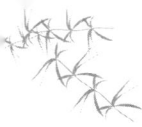

平肝息风，夏枯草清泻肝火，牡蛎平肝潜阳，石菖蒲、郁金行气解郁，红景天、首乌藤益气活血、通脉安神，浮小麦、枸杞子、百合共用补肝肾、清虚热、安心神。二诊时患者血压控制在（102～132）/（55～70）mmHg，头痛好转，予黄连温胆汤合术泽汤加减清热化痰利湿，加胆南星清热化痰，石菖蒲、郁金解郁通窍，红景天、首乌藤、茯神益气养血安神，诸药共奏清热平肝、息风安神之功。

（李阳、韩飞、白芳芳整理）

案例十一　高血压眩晕之肝肾亏虚，痰瘀滞络证案

东某，男，65岁，2015年7月20日初诊。

主诉：头晕伴头部昏沉29年，加重伴视物旋转3天。

现病史：患者29年前无明显诱因出现头晕、头部昏沉，于天坛医院就诊，头颅CT结果未见明显异常，未进行系统治疗。20年前上述症状加重，于天坛医院住院治疗，未见好转，后未系统治疗。3天前患者头部昏沉加重伴视物旋转，遂来就诊。现症见：头晕、头部昏沉，视物旋转，无恶心呕吐，无走路偏斜，双下肢酸软无力，无心慌胸闷，无口干口苦，饮食可，睡眠可，二便调。门诊血压140/75mmHg。

既往史：高血压25年，最高达180/116mmHg，现服用替米沙坦80mg，日1次，硝苯地平缓释片10mg，日2次，血压控制在120/80mmHg左右；糖尿病10年，现服用拜糖平100mg，日3次，二甲双胍250mg，日3次，餐后血糖8mmol/L，餐前血糖＜7mmol/L，糖化血红蛋白（HbA1c）5.8%；高脂血症30年，现服用非诺贝特200mg，晚1次，血脂维持在正常水平。

个人史及家族史：吸烟史，已戒，饮酒少量。父亲高血压

病史。

望闻切诊：舌质暗红，苔白，有裂纹，舌下脉络可，脉弦滑。

西医诊断：高血压3级，高脂血症，糖尿病。

中医诊断：眩晕。辨证分型：肝肾亏虚，痰瘀滞络证。

处方如下：

炒蒺藜 10g	盐沙苑子 15g	皂角刺 10g	桑椹 15g
枸杞子 15g	菊花 15g	川芎 10g	葛根 15g
地龙 15g	炒僵蚕 10g	蝉蜕 10g	川牛膝 15g
琥珀 10g	生龙齿 15g		

7剂，日1剂，水冲分2次服。

2015年7月27日二诊：服上药后患者仍有头部昏沉，现伴全身乏力，烦躁，舌质暗红，苔白，有裂纹，舌下脉络可，脉弦滑。处方如下：

炒蒺藜 10g	盐沙苑子 15g	麦冬 15g	桑椹 15g
枸杞子 15g	菊花 15g	川芎 10g	葛根 15g
钩藤 15g	天麻 10g	黄芩 10g	川牛膝 15g
琥珀 10g	红景天 10g		

7剂，日1剂，水冲分2次服。

2015年8月3日三诊：服上药后患者头部昏沉减轻，仍见乏力，心情烦躁，舌质暗红，苔白，有裂纹，舌下脉络可，脉弦滑。处方如下：

炒栀子 10g	淡豆豉 10g	牡丹皮 10g	赤芍 15g
北柴胡 10g	广藿香 10g	佩兰 10g	石菖蒲 10g
郁金 15g	盐益智仁 10g	红景天 10g	太子参 15g

7剂，日1剂，水冲分2次服。

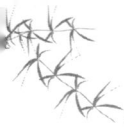

2015 年 8 月 10 日四诊：服上药后患者头部昏沉缓解，时有头晕，伴视物旋转，全身乏力，烦躁，血压控制不佳，自诉服药后胃脘部不舒，舌质暗红，苔白，有裂纹，舌下脉络可，脉弦滑。处方如下：

泽泻 15g	麸炒白术 10g	葛根 15g	川芎 10g
生龙骨 15g	生牡蛎 15g	蝉蜕 10g	炒蒺藜 10g
盐沙苑子 15g	石菖蒲 10g	郁金 15g	红景天 10g

7 剂，日 1 剂，水冲分 2 次服。

2015 年 8 月 17 日五诊：服药后，患者头部昏沉减轻，全身乏力，烦躁，血压控制不佳，自诉服药后胃脘部不舒，舌质暗红，苔白，有裂纹，舌下脉络可，脉弦滑。处方如下：

泽泻 15g	麸炒白术 10g	水牛角 6g	黄芩 10g
天麻 30g	钩藤 15g	蝉蜕 10g	炒蒺藜 10g
盐沙苑子 15g	石菖蒲 10g	郁金 15g	红景天 10g

7 剂，日 1 剂，水冲分 2 次服。

2015 年 8 月 24 日六诊：患者困倦，时有头部昏沉，下肢沉重乏力，时有烦躁，舌质红，苔白，有裂纹，舌下脉络可，脉弦滑。处方如下：

菊花 30g	黄芩 10g	川芎 10g	生石膏 15g
枸杞子 30g	熟地黄 10g	山药 12g	酒萸肉 10g
茯苓 15g	牡丹皮 10g	泽泻 15g	红景天 10g

7 剂，日 1 剂，水冲分 2 次服。

2015 年 8 月 31 日七诊：服上药后，患者仍觉困倦乏力，头部昏沉，下肢沉重乏力，走路时时有踩棉花感，时有烦躁，舌质暗红，苔白，有裂纹，舌下脉络可，脉弦滑。处方如下：

石菖蒲 10g	郁金 15g	葛根 15g	川芎 10g

枸杞子 15g　　　桑椹 15g　　　红景天 10g　　　川牛膝 15g

桑寄生 15g　　　石决明 15g　　　炒决明子 15g

7 剂，日 1 剂，水冲分 2 次服。

2015 年 9 月 7 日八诊：服上药后，患者诸症均有减轻，舌质暗红，苔白，有裂纹，舌下脉络可，脉弦滑。予成药心脑欣丸、杞菊地黄口服液。

1 周后随访，患者头晕、困倦的症状明显好转，纳可，二便调。

按：此案例李平教授诊断为高血压，辨证分型为肝肾亏虚，痰瘀滞络证，主症为眩晕，炒蒺藜、盐沙苑子补下清上，平衡阴阳，桑椹、枸杞子、菊花养肝明目，川芎、葛根、地龙、僵蚕、蝉蜕、川牛膝清热通络，琥珀、龙齿安神。二诊时患者视物旋转消失，予平肝息风作用更强的天麻、钩藤，加黄芩以清上焦热。三诊时患者头部昏沉较前减轻，给予栀子豉汤治虚烦，牡丹皮、芍药共用以加强活血之功，藿香、佩兰、菖蒲、郁金解暑开郁和胃，益智仁、红景天、太子参补益气血安神。四诊后患者述胃脘不适，予泽泻汤健脾制水和胃。再诊时患者未出现视物旋转，血压较为平稳，证转肝阳上亢，给予滋养肝肾阴、清肝潜阳为主，诸症好转后予中成药继续巩固。

（韩飞、李阳、李海田整理）

案例十二　高血压头痛之阴虚阳亢，风阳上扰证案

王某，女，79 岁，2017 年 5 月 15 日初诊。

主诉：高血压 50 年，波动 2 周。

现病史：患者 50 年前妊娠高血压至今，2 周来无明显诱因出现血压波动不稳，波动在（115～179）/50mmHg，伴有头痛，

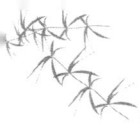

心悸，纳可，睡眠差。门诊血压 147/98mmHg，心率 92 次 / 分。

既往史：高血压 50 年，长期服用替米沙坦氢氯噻嗪片，日 1 次。冠心病 35 年，长期服用心痛定。哮喘伴支气管扩张咳血病史。

个人史及家族史：产 2 男 1 女，长子高血压病史。

望闻切诊：舌红少苔，裂纹舌，水滑，脉弦数。

西医诊断：高血压 2 级。

中医诊断：头痛。辨证分型：阴虚阳亢，风阳上扰证。

处方如下：

炒蒺藜 10g	皂角刺 10g	北柴胡 10g	川芎 10g
黄芩 10g	川牛膝 15g	炒决明子 15g	熟地黄 15g
酒女贞子 15g	酒萸肉 10g	赤芍 15g	煅磁石 15g
珍珠母 15g	葛根 15g		

14 剂，日 1 剂，水冲分 2 次服。

2017 年 6 月 2 日二诊：服上药后患者偶有咳嗽，仍有失眠，尿频，尿急，大便秘结，舌胖红少苔，裂纹舌，水滑，脉弦数。

处方如下：

菊花 15g	熟地黄 15g	牡丹皮 10g	泽泻 15g
山药 12g	茯神 60g	酒萸肉 12g	车前草 15g
灯心草 10g	萹蓄 10g	滑石 15g	炒栀子 10g
炒酸枣仁 30g			

14 剂，日 1 剂，水冲分 2 次服。

1 周后随访，患者心悸、头痛明显好转，纳可，二便调。

按： 此案例李平教授诊断为高血压，辨证分型为阴虚阳亢，风阳上扰证。此证多为精血或津液亏虚，真阴不足，阳气失于制约而浮越，外感风邪，风阳上扰，症见头痛，治宜潜阳滋阴。方中炒蒺藜、皂角刺活血解郁，柴胡、川芎、黄芩清热活血，熟地黄、女贞子、酒萸肉滋阴，煅磁石、珍珠母潜阳，葛根解肌，诸药共奏滋阴潜阳、祛风止痛之效。二诊时患者无心悸，血压控制在（123～150）/（55～74）mmHg，头痛好转，给予杞菊地黄合八正散加减引风邪下行，利小便使邪有所出处。

（韩飞、李阳、李海田整理）

案例十三　高血压眩晕之肝火上逆，痰瘀互结证案

盛某，女，65岁，2016年12月12日初诊。

主诉：头晕5年，加重2周。

现病史：患者20年前被诊断为高血压。5年前患者因颈椎病出现头晕，就诊于我院，服中药汤剂后缓解。2周以来该患者因着急生气后出现头晕，胸前、四肢（肘膝以上）灼热疼痛感，少汗，就诊于我院，给以中药汤剂，症状可缓解。现症见：头晕，胸前、四肢灼热疼痛感，心慌、气短，乏力，心烦急躁，口干，纳差，嗳气，后背发凉，多梦，大便不成形。门诊血压110/60mmHg。

既往史：高血压20年，口服盐酸贝那普利片10mg，日1次，控制在110/60mmHg；否认高脂血症、糖尿病；下肢动脉多发斑块，颈动脉斑块，口服舒降脂。

望闻切诊：面色黄，右侧面部肌肉颤动，舌质暗红，苔薄黄，舌下脉络可，脉弦滑。

西医诊断：高血压1级。

中医诊断：眩晕，郁病。辨证分型：肝火上逆，痰瘀互结证。

处方如下：

牡丹皮10g　　　炒栀子10g　　　北柴胡10g　　　当归10g

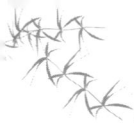

茯苓 15g	茯神 30g	麸炒白术 10g	薄荷 10g
丹参 15g	檀香 10g	砂仁 10g	黄芩 10g
姜半夏 6g	白芍 15g	赤芍 15g	

14 剂，日 1 剂，水冲分 2 次服。

2016 年 12 月 26 日二诊：服上药后患者头晕、胸闷及胸前、四肢灼热均好转，下肢乏力，左下腹部疼痛，情绪易激动，嗳气，得矢气则舒，不思饮食，便溏，寐差。面色黄，右侧面部肌肉颤动，舌质暗红，苔黄腻，有瘀斑，舌下脉络可，脉弦滑。处方如下：

黄连 6g	姜半夏 6g	陈皮 10g	茯苓 15g
竹茹 12g	麸炒枳壳 10g	石菖蒲 10g	郁金 15g
首乌藤 45g	北柴胡 10g	醋香附 10g	玫瑰花 15g
玳玳花 15g			

14 剂，日 1 剂，水冲分 2 次服。

2017 年 1 月 9 日三诊：服上药后，患者胸闷及胸前、四肢灼热消失，心慌好转，急躁，咽部有痰堵闷感，口干，下肢乏力，左下腹部疼痛。面色黄，右侧面部肌肉颤动，舌质暗红，苔黄腻，有瘀斑，舌下脉络可，脉弦滑。处方如下：

泽泻 15g	麸炒白术 10g	北柴胡 10g	麸炒枳壳 10g
白芍 15g	葛根 15g	川芎 10g	知母 15g
黄连 6g	炒栀子 10g	淡豆豉 10g	麦冬 30g
醋五味子 10g	合欢花 12g	炒酸枣仁 30g	生龙骨 30g
石决明 30g	滇鸡血藤 10g	西红花 10g	

7 剂，日 1 剂，水冲分 2 次服。

2017 年 1 月 16 日四诊：患者下肢乏力及左下腹疼痛消失，劳累、情绪激动后心慌，双目干涩，心烦急躁，手足心热，寐差。门诊血压 135/60mmHg。面色黄，右侧面部肌肉颤动，舌质暗红，苔黄腻，有瘀斑，有裂纹，舌下脉络可，脉弦滑。处方如下：

生地黄 15g	南沙参 15g	当归 10g	枸杞子 15g
麦冬 30g	炒川楝子 10g	炒栀子 10g	牡丹皮 10g
合欢花 12g	合欢皮 12g	生龙齿 15g	北柴胡 10g
苦参 10g			

7 剂，日 1 剂，水冲分 2 次服。

1 周后随访，患者胸闷、气短、心悸的症状明显好转，纳可，二便调。

按：本案例李平教授诊断为高血压，辨证分型为肝火上逆，痰瘀互结证。本案例患者因着急生气后出现头晕，为肝气郁而化火，肝火上扰清窍而致。肝火上炎，痰瘀互结则出现心慌、胸前、四肢疼痛感，肝郁乘脾则出现出现嗳气、纳差、乏力。方用丹栀逍遥散疏肝解郁、健脾和营、清热柔肝以化肝火，合丹参饮活血化瘀和胃，加赤芍柔肝活血，加黄芩、半夏清肝燥湿化痰。二诊时患者头晕、胸闷及胸前、四肢灼热较前好转，结合舌质暗红、苔黄腻、有瘀斑、脉弦滑，继续予以连夏宁心方清热祛痰，醋香附、玫瑰花、玳玳花疏肝解郁。三诊时患者胸闷及胸前、四肢灼热消失，予术泽汤合柴胡疏肝散疏肝理气、健脾利湿，栀子豉汤、酸枣仁汤清热除烦，麦冬、五味子滋阴敛气，再加以清热除烦安神药，诸药并用，以疏肝清热，理气安神。四诊时患者下肢乏力及左下腹部疼痛消失，继续滋阴疏肝，以一贯煎合丹栀逍遥散加减，加以解郁清热之药，疗效更佳。

（李阳、韩飞、李海田整理）

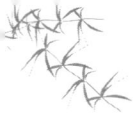

案例十四　高血压眩晕之肾虚血瘀证案

任某，女，58岁，2016年2月19日初诊。

主诉：间断头晕10年。

现病史：10年来患者间断出现头晕，2016年2月17日于某医院行椎动脉磁共振成像（MRI）检查，提示右侧椎动脉远段管腔狭窄，基底动脉及双侧大脑后动脉轻度硬化性改变。经颅多普勒超声（TCD）检查提示椎动脉狭窄。现症见：头晕，胸闷，气短，心慌，易流泪，盗汗，食后胃胀，眠差。门诊血压145/95mmHg，心率68次/分。

既往史：偶有血压升高，腰椎间盘突出病史，平素心率偏慢。

个人史及家族史：48岁绝经。

过敏史：过敏性鼻炎。

望闻切诊：舌暗，苔薄白，舌下脉络可，脉滑。

西医诊断：高血压1级。

中医诊断：眩晕。辨证分型：肾虚血瘀证。

处方如下：

葛根 15g	川芎 10g	石菖蒲 10g	郁金 15g
北柴胡 10g	地骨皮 10g	枸杞子 30g	生山楂 15g
麸炒枳壳 10g	麸炒白术 10g	浮小麦 30g	炙淫羊藿 12g

14剂，日1剂，水冲分2次服。

2016年3月4日二诊：服上药后患者头晕减轻，仍有胸闷，气短，心慌，眼睛易流泪，食后胃胀，现出现夜间脑鸣。门诊血压155/90mmHg，心率68次/分。舌暗，苔薄白，舌下脉络可，脉滑。处方如下：

醋山甲 10g	葛根 30g	生山楂 15g	炙淫羊藿 15g

制巴戟天 15g　　地骨皮 10g　　浮小麦 10g

7 剂，日 1 剂，水冲分 2 次服。

1 周后随访，患者头晕、心慌明显好转，纳可，二便调。

按：本案例李平教授诊断为眩晕，辨证分型为肾虚血瘀证。本案例患者年老肾亏，导致肾精亏虚，不能生髓，而脑为髓之海，髓海不足，上下俱虚，而发生眩晕。方中葛根、川芎活血通脉，且葛根可引药上行，助解眩晕；石菖蒲、郁金解郁行气通窍；柴胡、地骨皮配伍，一升一降，升阳降浊；枸杞子滋肝肾；食后胃胀，予山楂、白术、枳壳、浮小麦健脾行气消胀，生山楂兼顾活血化瘀；阴损及阳，予淫羊藿温肾固阳。二诊时患者头晕、盗汗、眠差较前好转，腹胀、脉滑，予醋山甲、山楂祛痰化浊，葛根升阳，淫羊藿、巴戟天补肾益精，地骨皮、浮小麦清虚热，诸药共奏补肾化瘀之效。

（李阳、韩飞、李海田整理）

案例十五　高血压头昏、胸痹心痛之痰湿阻滞证案

张某，男，38 岁，2016 年 9 月 30 日初诊。

主诉：高血压 1 年，波动伴气短 5 天。

现病史：患者 1 年前无明显诱因下出现血压升高，最高可达 140/110mmHg，现服用富马酸比索洛尔 5mg，日 1 次，血压控制在（110～130）/（80～90）mmHg。5 天前患者因搬动家具引起头昏不清，下肢酸软，胸闷，大汗出，近日自觉气短、心悸，自测心率 70 次 / 分。患者曾于安贞医院就诊，行冠脉计算机体层血管成像（CTA）、心电图、生化检查示尿酸偏高，余未见明显异常，未给予特殊治疗。现症见：头昏不清，胸闷，短气，心慌，眠差，口干，纳差，胃脘不适，大便黑黏，不成形，日 1 行。

既往史：颈椎强直 10 年。

个人史及家族史：母亲患有高血压。

望闻切诊：舌胖大，苔黄腻，脉沉伏。

西医诊断：高血压 3 级。

中医诊断：头昏，胸痹心痛。辨证分型：痰湿阻滞证。

处方如下：

姜半夏 10g	薤白 30g	瓜蒌 15g	陈皮 10g
茯苓 15g	川芎 10g	葛根 30g	石菖蒲 10g
郁金 15g	红景天 30g	丝瓜络 30g	党参 30g
珍珠粉 3g	琥珀 3g		

21 剂，日 1 剂，水冲分 2 次服。

2016 年 10 月 21 日二诊：服上药后，患者头昏不清，偶有胸闷短气，眠可，口干，纳差，二便调。门诊血压 130/75mmHg。舌体胖大，舌质暗，苔黄腻，有齿痕，脉沉伏。处方如下：

| 滑石 20g | 麸炒半夏曲 10g | 杏仁 10g | 白豆蔻 10g |
| 生薏苡仁 45g | 厚朴 10g | 通草 10g | 淡竹叶 10g |

10 剂，日 1 剂，水冲分 2 次服。

2016 年 10 月 31 日三诊：服药后患者头昏不清、胸闷、心慌、气短等症消失，口干缓解，现耳鸣，腹部胀气，大便黏腻，眠可。血压控制在 130/75mmHg 左右。舌体胖大，舌质暗，苔黄腻，有齿痕，脉沉伏。处方如下：

麸炒半夏曲 10g	黄连 10g	竹茹 10g	煅磁石 9g
珍珠母 10g	胆南星 10g	陈皮 10g	茯苓 15g
枳壳 10g	厚朴 10g	葛根 15g	蝉蜕 10g
路路通 10g			

10 剂，日 1 剂，水冲分 2 次服。

2016 年 11 月 11 日四诊：现患者饱食后胃胀加重，偶有心慌，大便黏，颈后、臀部易长疖，眠可，口干，口臭，纳差，二便调。血压控制可，大致控制在 130/80mmHg。舌体胖大，舌质暗，苔黄腻，有齿痕，脉沉伏。处方如下：

黄连 6g　　姜半夏 6g　　瓜蒌 15g　　丹参 15g

檀香 10g　砂仁 10g　　连翘 15g　　赤小豆 15g

黄芩 10g

7 剂，日 1 剂，水冲分 2 次服。

1 周后随访，患者诸症减轻，纳可，二便调。

按：此案例李平教授诊断为头昏、胸痹心痛，辨证分型为痰湿阻滞证。此证多为素体脾虚或饮食不节伤脾，脾虚运化失司，肾虚不能化气行水，水湿内停，聚湿生痰，或痰湿之体，痰湿阻滞上焦而发为胸闷头昏，阻滞中焦而影响脾胃气机出现纳差，痰湿在下焦而大便黏腻不成形。本案方用瓜蒌薤白白酒汤合二陈汤，健脾豁痰，宽胸散结，加以郁金行气解郁，石菖蒲化湿开胃，川芎、葛根祛风解表，红景天、党参、丝瓜络益气活血通络，珍珠粉、琥珀安神。服药后患者心慌、胸闷较前缓解，1 周发作 1 次，胃脘不适消失。急则治其标，缓则治其本，故二诊时予三仁汤调理气机，清利湿热。三诊时患者头昏不清、胸闷、心慌、气短等症消失，口干缓解，予连夏宁心合二陈汤加减，继续清热利湿，理气化痰，配以煅磁石、珍珠母安神助眠。四诊时患者饱食后胃胀加重，偶有心慌，大便黏，结合舌暗苔黄腻，患者仍有痰瘀互结，遂予以小陷胸汤合丹参饮以清热化痰、理气活血治之，同时患者颈后、臀部易长疖，口干，口臭，予以连翘、赤小豆、黄芩清热活血散结。

（李阳、韩飞、李海田整理）

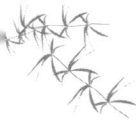

案例十六　高血压眩晕之痰火扰心证案

赵某，男，58 岁，2014 年 12 月 12 日初诊。

主诉：头晕伴胸闷憋气 4 年。

现病史：患者 4 年来每于饱餐后出现头晕，伴胸闷憋气、耳鸣、心烦起急，无心慌，偶有恶心，睡眠可，二便调。门诊血压 140/80mmHg。

既往史：高血压病史 4 年，服用络活喜 5mg，日 1 次；高脂血症病史 2 年，未经药物治疗；脂肪肝病史 5 年。

个人史及家族史：吸烟、饮酒史 40 年，已戒。父亲冠心病。

过敏史：服用阿司匹林、他汀类药物不适。

望闻切诊：舌暗，苔白，有裂纹，舌下脉络粗暗，脉滑数。

西医诊断：高血压 1 级，高脂血症。

中医诊断：眩晕，胸痹心痛。辨证分型：痰火扰心证。

处方如下：

黄连 6g	姜半夏 6g	陈皮 10g	茯苓 15g
竹茹 12g	麸炒枳壳 10g	石菖蒲 10g	郁金 15g
首乌藤 45g			

14 剂，日 1 剂，水冲分 2 次服。

2014 年 12 月 26 日二诊：服用上药后，患者偶见头晕、耳鸣、心烦起急，无心慌，偶有恶心，睡眠可，二便调，舌暗，苔白，有裂纹，舌下脉络粗暗，脉滑数。继续服用上方 20 剂。

2015 年 1 月 16 日三诊：服上药后，患者偶有胸闷憋气，伴见头晕、耳鸣、心烦起急，无心慌，睡眠可，二便调，舌质淡，苔薄白，有裂纹，舌下脉络粗暗，脉滑。处方如下：

枸杞子 30g	盐沙苑子 15g	红景天 10g	绞股蓝 60g

丹参 30g　　　　川芎 10g　　　　生山楂 15g

14 剂，日 1 剂，水冲分 2 次服。

2015 年 1 月 30 日四诊：服药后患者仍有头晕、耳鸣，无心慌，无口苦口干，无腰膝酸软，睡眠可，二便调，舌质淡，苔薄白，有裂纹，舌下脉络粗暗，脉滑。处方如下：

绞股蓝 60g　　　生山楂 30g　　　三七 6g　　　川芎 10g

葛根 15g　　　　蝉蜕 10g　　　　炒蒺藜 15g　　枸杞子 30g

盐沙苑子 15g　　菊花 15g　　　　煅磁石 30g　　珍珠母 15g

14 剂，日 1 剂，水冲分 2 次服。

2015 年 2 月 13 日五诊：服药后患者仍有耳鸣，无心慌，无口苦口干，无腰膝酸软，睡眠可，二便调，舌质淡，苔薄白，有裂纹，舌下脉络粗暗，脉滑。处方如下：

绞股蓝 60g　　　生山楂 30g　　　三七 6g　　　川芎 10g

葛根 15g　　　　蝉蜕 10g　　　　炒蒺藜 15g　　枸杞子 30g

盐沙苑子 15g　　菊花 15g　　　　煅磁石 30g　　珍珠母 15g

14 剂，日 1 剂，水冲分 2 次服。

1 周后随访，患者胸闷、心悸、心烦的症状明显好转，纳可，二便调。

按：此案例李平教授诊断为高血压，辨证分型为痰火扰心证。痰邪易蒙蔽清窍，从而出现头晕；火性上炎，裹挟痰邪扰心，而心主神明，心主血脉，神明被扰而出现心烦。方选李平教授连夏宁心方以清热化痰、宁心助眠。药后患者胸闷憋气好转，仍头晕、耳鸣等，予枸杞、沙苑子补下清上，红景天益气活血，绞股蓝清热解毒祛痰，川芎、丹参活血通经、清心除烦，生山楂健脾和胃。四诊、五诊时患者病情稳定，基本给予绞股蓝、

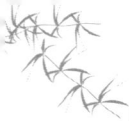

生山楂、三七清热化痰活血稳压，川芎、葛根、蝉蜕清热活血，炒蒺藜、枸杞子、沙苑子、菊花清上补下，煅磁石、珍珠母辅以安眠。

（李阳、韩飞、李海田整理）

案例十七 高血压性心脏病心悸之肝阳上亢，痰瘀滞络证案

孟某，女，77 岁，2017 年 1 月 23 日初诊。

主诉：心悸伴气短 2 周。

现病史：患者 2 周前因劳累、情绪波动后出现心悸、气短，无胸闷等不适。现症见：心悸、气短、纳可，眠差，心烦，无便意。

既往史：高血压 20 年，耳聋 30 余年。

望闻切诊：舌红，有裂纹，苔薄，脉数弦滑。

西医诊断：高血压 2 级，动脉硬化。

中医诊断：心悸。辨证分型：肝阳上亢，痰瘀滞络证。

处方如下：

丹参 30g	三七 6g	黄连 6g	黄芩 10g
白芍 15g	阿胶 10g	生地黄 15g	熟地黄 15g
酒萸肉 10g	山药 15g	生山楂 15g	枸杞子 15g
太子参 15g	麦冬 15g	醋五味子 10g	葛根 15g
川芎 10g			

14 剂，日 1 剂，水煎分 2 次服。

2017 年 2 月 7 日二诊：服上药后患者心悸较前缓解，仍有气短憋气，眠可，大便不成形。心率 95 次 / 分，门诊血压 165/75mmHg。舌红，有裂纹，苔薄，有瘀斑，脉数弦滑。处方

如下：

山药 10g	石斛 10g	南沙参 10g	麦冬 10g
炒白扁豆 10g	玉竹 10g	炒酸枣仁 15g	太子参 15g
醋五味子 10g	丹参 15g	红花 10g	川芎 10g
三七 6g			

7 剂，日 1 剂，水煎分 2 次服。

1 周后随访，患者心悸、气短的症状明显好转，纳可，二便调。

按：此患者李平教授诊断为高血压性心脏病，中医诊断为心悸，辨证分型为肝阳上亢，痰瘀滞络证。本病患者由素体阴虚，复而情绪波动，邪从火化，致阴虚火旺，阴不敛阳而致长期眠差；水不涵木致肝阳上亢，疏泄失常，气机不畅，津液凝聚为痰，痰浊闭阻心脉，致使血行不畅形而痰瘀滞络，出现心悸、气短。治法当滋补肾阴、益气养阴、清退虚火，方药以黄连阿胶汤合六味地黄丸、生脉散加减。方中黄连、黄芩苦寒以泻心火，使心气下交于肾；芍药、阿胶、生地黄、枸杞子甘润滋肾阴，使肾水得以涵木。诸药合用，心肾交合，水升火降，共奏滋阴泻火、交通心肾之功，则心烦自除，夜寐自安。患者久病成瘀，发作心悸、气短，扶正同时予以丹参、三七、红花、川芎等活血行气之品，标本同治，以达疗效。复诊患者心悸较前缓解，但仍有气短憋气，大便不成形，故在生脉饮基础上加石斛、玉竹、南沙参以益气养阴，加丹参、红花、川芎、三七活血化瘀，加山药、白扁豆健脾利湿。

（李阳、韩飞、李海田整理）

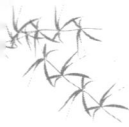

案例十八　高血压头痛之风热上扰证案

凌某，女，55 岁，2013 年 3 月 4 日初诊。

主诉：后头痛半个月。

现病史：患者高血压 5 年，血压波动不稳定，最高可达 160/90mmHg，长期服用尼群地平、卡托普利。患者半个月前无明显诱因出现后头痛，呈阵发性，每次持续 1 小时，休息后可自行缓解，吹风时明显加重，伴见口苦、寐差，时有心悸，饮食、二便正常。即刻血压 120/75mmHg，脉搏 64 次 / 分。

既往史：腔隙性脑梗死，高脂血症。

个人史及家族史：父亲患有高血压，心脏病过世。

望闻切诊：舌质暗红，舌苔薄黄，舌下脉络细滞，脉弦略滑。

西医诊断：高血压，高脂血症，腔隙性脑梗死。

中医诊断：头痛。辨证分型：风热上扰证。

处方如下：

荆芥 10g	防风 10g	蝉蜕 10g	川芎 10g
藁本 10g	白芷 10g	黄芩 10g	柴胡 10g
姜半夏 6g	炒栀子 6g	远志 10g	首乌藤 45g

7 剂，日 1 剂，水煎分 2 次服。

2013 年 3 月 11 日二诊：服上药后患者头痛减轻，仍口苦、寐差，时心悸，食肉后出现痰多，口气重，二便正常，舌质暗红，舌苔薄黄，舌下脉络细滞，脉弦略滑。处方如下：

荆芥 10g	防风 10g	蝉蜕 10g	川芎 10g
藁本 10g	白芷 10g	黄芩 10g	柴胡 10g
姜半夏 6g	远志 10g	首乌藤 45g	竹茹 10g
焦山楂 15g	莲子心 10g		

7剂，日1剂，水煎分2次服。

1周后随访，患者头痛、血压不稳的症状明显好转，纳可，二便调。

按：此案例李平教授诊断为头痛，辨证分型为风热上扰证。热为阳邪，风热上犯清空，壅滞不畅，故头痛，影响血压。其治疗以疏风清热为主，方以消风散合九味羌活汤加减为主。方中用以荆芥、防风、蝉蜕之辛疏风散邪，白芷、川芎祛风散寒、宣痹止痛，黄芩、栀子、柴胡三药共用清泻里热，藁本祛风除湿、止痛。全方祛风除湿止痛兼清里热。服药后患者后头痛减轻，但仍觉口苦、寐差，时心悸，食肉后出现痰多等症状，遂加竹茹以清胃热化痰，焦山楂消油腻肉食积滞，莲子心清心去热养神。

（李阳、韩飞、李海田整理）

案例十九　高血压性心脏病胸痹心痛之痰热扰心证案

薛某，男，60岁，2014年3月7日初诊。

主诉：胸痛2月余。

现病史：2个多月来，患者每于快走后出现胸痛，休息后缓解，伴心悸，眠差，二便调。心电图：窦性心动过速，轻微ST-T异常。

既往史：高血压病史40年，最高140/90mmHg，服用卡托普利、消心痛，血压控制在120/80mmHg。

个人史及家族史：无烟酒史。

望闻切诊：舌红，体胖大，苔白厚腻，脉滑数。

西医诊断：高血压性心脏病。

中医诊断：胸痹心痛病。辨证分型：痰热扰心证。

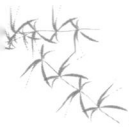

处方如下：

黄连 6g	姜半夏 6g	陈皮 10g	茯苓 15g
竹茹 12g	麸炒枳壳 10g	石菖蒲 10g	郁金 15g
首乌藤 45g			

14 剂，日 1 剂，水煎分 2 次服。

2014 年 4 月 28 日二诊：服上药后，患者胸痛较前减轻，心悸次数较前减少，平均持续 3～5 分钟，较前缩短，睡眠较前好转。现症见：偶有胸痛心悸，下午头晕，睡眠可，大便次数多，每日 4～5 次，便不成形，甚至水样泻。门诊血压 165/90mmHg。舌红，体胖大，舌下脉络瘀滞，苔白厚腻，脉滑数。处方如下：

黄连 6g	姜半夏 6g	陈皮 10g	茯苓 15g
竹茹 12g	麸炒枳壳 10g	石菖蒲 10g	郁金 15g
首乌藤 45g	葛根 15g	川芎 10g	

14 剂，日 1 剂，水煎分 2 次服。

2014 年 5 月 9 日三诊：服上药后，患者胸痛、心悸消失，睡眠较前好转，现可正常入睡，头晕次数较前减少，持续时间缩短，大便次数较前稍减少，每日 3～4 次，不成形，偶有水样便。血压控制在（110～130）/（65～80）mmHg。舌红，体胖大，舌下脉络瘀滞，苔白厚腻，脉滑数。处方如下：

黄连 6g	姜半夏 6g	陈皮 10g	茯苓 15g
竹茹 12g	麸炒枳壳 10g	石菖蒲 10g	郁金 15g
首乌藤 45g	葛根 15g	川芎 10g	

14 剂，日 1 剂，水煎分 2 次服。

2014 年 5 月 19 日四诊：患者头晕较前减轻，次数减少，持续时间缩短，大便未见明显好转。服上药后，门诊即刻血压 165/90mmHg。舌红，体胖大，舌下脉络瘀滞，苔白厚腻，脉滑数。

处方如下：

黄连 6g	姜半夏 6g	陈皮 10g	茯苓 15g
竹茹 12g	麸炒枳壳 10g	石菖蒲 10g	郁金 15g
首乌藤 45g			

14 剂，日 1 剂，水煎分 2 次服。

2014 年 5 月 30 日五诊：服上药后，患者头晕基本消失，仍大便次数多，每日 5～6 次，大便不成形，舌暗红，体胖大，舌下脉络瘀滞，苔白厚腻转为白腻，脉滑数。处方如下：

黄连 6g	姜半夏 6g	陈皮 10g	茯苓 15g
竹茹 12g	麸炒枳壳 10g	石菖蒲 10g	郁金 15g
首乌藤 45g	炒白扁豆 10g	广藿香 10g	佩兰 10g

14 剂，日 1 剂，水煎分 2 次服。

2014 年 6 月 27 日六诊：服上药后，患者头晕消失，大便次数较前减少，每日 2～3 次，偶有不成形。舌暗红，体胖大，舌下脉络瘀滞，苔白厚腻转为白腻，脉滑数。处方如下：

黄连 6g	姜半夏 6g	陈皮 10g	茯苓 15g
竹茹 12g	麸炒枳壳 10g	石菖蒲 10g	郁金 15g
首乌藤 45g	炒白扁豆 10g	广藿香 10g	佩兰 10g

30 剂，日 1 剂，水煎分 2 次服。

2014 年 7 月 25 日七诊：服用上药后，患者大便基本正常，每 2～3 次，基本成形。舌暗红，体胖大，舌下脉络瘀滞，苔白厚腻转为白腻，脉滑数。处方如下：

黄连 6g	姜半夏 6g	陈皮 10g	茯苓 15g
竹茹 12g	麸炒枳壳 10g	石菖蒲 10g	郁金 15g
首乌藤 45g	炒白扁豆 10g	广藿香 10g	佩兰 10g

30 剂，日 1 剂，水煎分 2 次服。

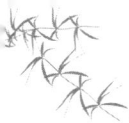

1周后随访，患者胸痛、心悸的症状明显好转，纳可，二便调。

按：此案例李平教授诊断为高血压性心脏病之胸痹心痛病，痰热扰心证。此证多为痰热郁结，热扰心神所致。痰瘀滞络，导致气血不通则出现胸痛，热扰心神则心悸、眠差。方用连夏宁心原方14剂，清热理气化痰安神。服药后患者胸痛缓解，二诊及三诊主症以头晕为主，考虑其为痰热阻于中焦，碍清阳上升而见头晕，故在原方基础上加用葛根、川芎通络止痛。四诊头晕明显缓解后，继续予连夏宁心方巩固以清痰热，防止继发其他疾病。五诊头晕消失，主症以大便次数多，不成形甚至水泻为主，考虑为患者自身脾胃亏虚，再加以上述苦寒之药，更伤脾胃，失于运化，水液聚而为湿，湿困于肠道，则见泄泻，故在上方基础上予白扁豆、藿香、佩兰理气健脾化湿止泻。六诊及七诊患者自述大便次数较前明显减少，并逐渐成形，故继续予上方巩固。

（李阳、韩飞、李海田整理）

案例二十　高血压眩晕之肝阳上亢证案

张某，女，63岁，2013年11月18日初诊。

主诉：头晕1年。

现病史：头晕，自觉脑鸣，甚则有天旋地转感，伴汗出，头目胀痛，面红目赤，失眠多梦，口苦，双下肢水肿（尿常规检查无异常），饮食可，二便调。

既往史：高血压病史，服用厄贝沙坦150mg，日1次；富马酸比索洛尔1.25g，日1次。糖尿病病史，未服用药物。

望闻切诊：舌质红，苔黄，脉弦滑。

西医诊断：高血压，糖耐量受损。

中医诊断：眩晕。辨证分型：肝阳上亢证。

处方如下：

泽泻 15g	生白术 10g	天麻 10g	钩藤 15g
石决明 15g	生龙齿 15g	贡菊 30g	白蒺藜 15g
沙苑子 15g	黄芩 10g	柴胡 10g	牡丹皮 10g
赤芍 15g	葛根 15g	生龙骨 15g	生牡蛎 15g

7 剂，日 1 剂，水煎分 2 次服。

2013 年 11 月 22 日二诊：服用上药后，患者仍有头痛，午后明显，头晕脑鸣较前稍减轻，汗出量较前减少，双下肢水肿明显减轻，心烦口苦，恶热喜凉，眠差。目前血压控制在 130/90mmHg。舌质红，苔黄转为微黄，有裂纹，脉右寸尺沉，左沉弦滑。辅助检查：甘油三酯（TG）2.02mmol/L，尿酸（UA）426μmol/L，血糖（GLU）8.1mmol/L。处方如下：前方去沙苑子、白蒺藜、葛根，加刺五加 60g，远志 10g，莲子心 6g，川芎 10g。7 剂，日 1 剂，水煎分 2 次服。

2013 年 12 月 2 日三诊：服用上药后，患者头痛较前减轻，头昏，午后明显，睡眠较前好转，仍有双下肢水肿，恶热喜凉，眠差，口苦。舌质暗，苔黄转为微黄，有裂纹，脉右寸尺沉，左沉弦滑。处方如下：

泽泻 15g	生白术 10g	莲子心 10g	黄芩 10g
柴胡 10g	车前草 15g	生地黄 15g	川芎 10g
葛根 15g	全当归 10g	茺蔚子 15g	泽兰 10g
红景天 6g	首乌藤 60g		

7 剂，日 1 剂，水煎分 2 次服。

2013 年 12 月 9 日四诊：服上药后，患者头痛头昏消失，双下肢水肿较前减轻，仍眠差，甚则整夜不寐，心烦急躁，双目干

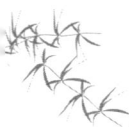

涩。舌质红，苔白厚腻，有裂纹，脉右寸尺沉，左沉弦滑。处方如下：前方去红景天，加淡竹叶 10g，远志 10g，石菖蒲 10g，石决明 15g，郁金 15g。

1 周后随访，患者头晕、耳鸣的症状明显好转，纳可，二便调。

按：患者老年女性，年过七七，肝肾之阴不足。肝为刚脏，肝体阴用阳，阴不制阳，肝阳升发太过，血随气逆，亢扰于上，故可见头晕脑鸣，头目胀痛，面红目赤，失眠多梦。舌红，苔色黄，脉弦或弦细数，为肝肾阴亏，肝阳亢盛之征。治宜滋补肝肾、平肝潜阳，方合天麻钩藤之意。用药方面，李平教授选用天麻、钩藤、菊花、白蒺藜清肝热，平肝阳，与生龙骨、生龙齿、石决明等平肝潜阳药同用；沙苑子补肾助阳，养肝明目；柴胡、黄芩合小柴胡汤之意，和解少阳，治疗患者口苦；葛根生津止渴解痉；刺五加益气健脾，补肾安神，补中益精，滋阴敛阳。患者眠差时，李平教授喜用石菖蒲、远志、首乌藤等，其中菖蒲、远志二药均味辛微苦、性温，入心经，同具祛痰化湿、开窍醒神、安神益智之功效，用于痰湿秽浊蒙窍之失眠效佳。患者下肢水肿时加用茺蔚子、泽兰、川芎等活血利水通经。该案例在整个治疗过程中以补肾滋阴、平肝潜阳贯穿始终。二诊时患者以头痛、眠差、心烦口苦为主诉，故在上方基础上加用头痛之要药川芎直达病所，刺五加、远志安神益智助睡眠，莲子心清心除烦以安神；三诊时患者以头昏头痛为主症，故以泽术汤为主方，加以川芎、葛根引药归经并达清利头目之功，生地黄、黄芩及莲子心清热除烦；四诊，患者以睡眠不佳、心烦急躁为主症，故以淡竹叶清心，远志安神，共奏助眠之功，并辅以石菖蒲、郁金及石决明以行气解郁，平肝潜阳，灵活加减疗效甚佳。

（袁晶、贾冕、李海田整理）

案例二十一　高血压眩晕之痰湿蒙窍证案

韩某，女，41 岁，2017 年 3 月 17 日初诊。

主诉：高血压 13 年，伴头晕 3 个月。

现病史：患者于 2004 年发现高血压，最高达 170/105mmHg，口服富马酸比索洛尔、缬沙坦氨氯地平，控制不佳。近 3 个月来患者每于下午头晕，测血压 135/80mmHg。现症见：下午头晕，伴有头胀，头痛昏蒙重坠，伴胸脘痞闷，饮食欠佳，倦怠无力，眠差，多梦，二便正常。面色红，舌红，苔白厚腻，脉沉濡。

既往史：餐后血糖异常；否认高脂血症；2006 年行子宫肌瘤切除术；肝血管瘤。

个人史及家族史：母亲妊娠高血压，父亲高血压。

辅助检查：动态血压最高 160/105mmHg。2016 年 12 月 29 日心电图：心率 102 次 / 分，窦性心动过速。24 小时动态心电图（Holter）：偶发室上性期前收缩。

西医诊断：高血压。

中医诊断：眩晕。辨证分型：痰湿蒙窍证。

处方如下：

西药方：厄贝沙坦氢氯噻嗪片 1 片，日 2 次。

中药方：

桂枝 10g	茯苓 15g	牡丹皮 10g	桃仁 10g
白芍 15g	竹茹 15g	陈皮 10g	姜半夏 6g
胆南星 6g	石菖蒲 10g	郁金 15g	

7 剂，日 1 剂，水煎分 2 次服。

2017 年 3 月 24 日二诊：药后患者头胀、头痛昏蒙、胸脘痞闷较前缓解，中午时偶有头晕，腰酸乏力。现血压控制在（105 ～ 140）/（65 ～ 81）mmHg，门诊血压 128/82mmHg，心率

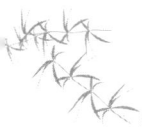

86 次 / 分。面色红，舌红，苔白厚腻，脉滑。

西药方：厄贝沙坦氢氯噻嗪片 1 片，日 2 次。

中药方：

姜半夏 10g	麸炒白术 10g	天麻 15g	陈皮 10g
茯苓 15g	石菖蒲 10g	郁金 15g	葛根 15g
川芎 10g	川牛膝 15g	炒杜仲 15g	

7 剂，日 1 剂，水煎分 2 次服。

2017 年 4 月 14 日三诊：服药后患者仍偶有头晕、头胀，无头痛昏蒙，纳可，大便正常。舌红，苔白腻，脉滑。2017 年 4 月 11 日复查，糖化血红蛋白（HbA1c）5.8mmol/L。处方如下：前方加橘红 10g，14 剂继服。

2017 年 4 月 28 日四诊：服药后患者头晕、头胀缓解，餐后时有心烦，心慌，腰酸腿痛乏力，经量少，白带色黄，门诊血压（106 ～ 116）/（64 ～ 72）mmHg，心率 80 次 / 分，纳可，大便正常。处方如下：前方加胆南星 6g，14 剂继服。

2 周后随访，患者头晕、失眠的症状明显好转，纳可，二便调。

按：患者平素头晕头胀、昏蒙重坠，胸脘痞闷，眠差，面色红，舌红，苔白厚腻，脉沉濡，属中医痰浊蒙蔽清窍，为神明被扰，神机失用之象。痰气交阻，清阳不升，浊阴不降而致发为诸症。痰浊上扰清窍，则头痛、昏蒙重坠；痰湿蒙蔽胸阳，胸阳不振则出现胸脘痞闷；湿阻中焦则出现纳呆、食欲不振；湿滞经络则出现倦怠无力。苔腻、脉沉濡为"湿"之特征。初诊李平教授以燥湿化痰为主，方用二陈汤加减，加竹茹、胆南星等加大化痰之力。病痰饮者当以温药和之，患者胸阳不振，痰浊郁闭胸阳，故以桂枝温通心阳，牡丹皮、桃仁、芍药活血利湿，石菖蒲、郁金芳香通窍化湿。诸药并用，利湿化痰，使清阳得升，浊阴得降。二诊、三诊时，患者头胀、头痛昏蒙、胸脘痞闷较前缓解，偶有头晕发作，遂改用半夏白术天麻汤加减治之。方中以半夏燥湿化痰、降逆止呕，天麻平肝息风而止头眩为君；白术运脾燥湿为臣；陈皮、橘红理气化痰，牛膝、杜仲补肝肾，引火下行，郁金理气活血，葛根升阳通络，以达到化痰息风定眩之效。四诊时患者头晕、头胀缓解，餐后时有心烦，心慌，腰酸腿痛乏力，经量少，白带色黄，考虑患者痰湿郁久化热，痰热扰心则心慌、心烦，湿热下注则白带色黄，故加用胆南星清热化痰安心神，腰酸腿痛乏力、经量少考虑兼有肾虚，继用杜仲、牛膝补肾强筋，原方继服以固疗效。

（袁晶、韩飞、白芳芳整理）

案例二十二　高血压眩晕之阴虚阳亢，风阳上扰证案

王某，女，79岁，2017年5月15日初诊。

主诉：高血压50年，波动2周。

现病史：患者50年前妊娠高血压至今，2周来无明显诱因出现血压波动不稳，（115～179）/（50～80）mmHg，伴有头痛心慌，纳可，睡眠差。门诊血压147/98mmHg，心率92次/分，舌红少苔，裂纹舌，水滑，脉弦数。

既往史：高血压50年，服替米沙坦氢氯噻嗪，日1次；冠心病35年，服用心痛定；哮喘伴支气管扩张咯血病史。

个人史及家族史：产2男1女1，长子高血压。

西医诊断：高血压。

中医诊断：眩晕。辨证分型：阴虚阳亢，风阳上扰证。

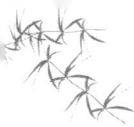

处方如下：

西药方：厄贝沙坦氢氯噻嗪片 1 片，日 1 次；富马酸比索洛尔片 2.5mg，日 2 次。

中药方：

炒蒺藜 10g	皂角刺 10g	北柴胡 10g	川芎 10g
黄芩 10g	川牛膝 15g	炒决明子 15g	熟地黄 15g
酒女贞子 15g	酒萸肉 10g	赤芍 15g	煅磁石 15g
珍珠母 15g	葛根 15g		

7 剂，日 1 剂，水煎分 2 次服。

2017 年 6 月 2 日二诊：药后患者仍有失眠，出现尿频，尿急，大便正常，舌胖红少苔，裂纹舌，水滑，脉弦数。处方如下：

西药方：马来酸左旋氨氯地平片 2.5mg，日 2 次。

成药方：羚羊清肺丸 6g，日 2 次；牛黄清胃丸 6g，日 2 次。

中药方：

菊花 15g	熟地黄 15g	牡丹皮 10g	泽泻 15g
山药 12g	茯神 60g	酒萸肉 12g	车前草 15g
灯心草 10g	萹蓄 10g	滑石 15g	炒栀子 10g
炒酸枣仁 30g			

7 剂，日 1 剂，水煎分 2 次服。

1 周后随访，患者头晕、失眠的症状明显好转，纳可，二便调。

按：患者老年女性，有肝肾不足之基，肝为风木之脏，性刚劲，主动主升，性喜条达，恶抑郁。肝阴暗耗，肝阳偏亢，风阳升动上扰清窍则发头痛、头胀、眩晕；老年女性肾水素亏，水不涵木，风阳升动上扰清窍亦可发为头痛头胀。此例为下虚上盛，本虚标实之候。舌红少苔，裂纹舌，脉弦数乃肝阴不足，阴不敛阳，阳火偏亢之征。治宜平肝息风，育阴潜阳。李平教授以地黄剂加减滋补肝肾之阴，酌加磁石、珍珠母平肝潜阳，柴胡、菊花、黄芩等疏肝，茯神、酸枣仁安神，尿频、尿急选用车前草、萹蓄、滑石等清热利尿，灯心草、炒栀子清心除烦。最终患者血压得到控制，头痛缓解。

（袁晶、韩飞、贾冕整理）

第二节　冠心病验案

案例一　冠心病之痰火扰心，痰瘀滞络证案

曹某，男，61 岁，2015 年 1 月 30 日初诊。

主诉：间断心前区疼痛 3 年。

现病史：患者 3 年前无明显诱因自觉心前区疼痛不适，间断发作，1 年前就诊于中日友好医院，行冠状动脉 CTA 检查示冠状动脉多支病变、管腔不同程度狭窄，诊断为冠状动脉粥样硬化性心脏病，予口服药物：阿司匹林 0.1g，日 1 次；普伐他汀钠片 10mg，晚 1 次；盐酸曲美他嗪片 20mg，日 1 次；琥珀酸美托洛尔缓释片 47.5mg，日 1 次。服药后患者仍有胸闷胸痛，每月发作 3～4 次，晨起尤甚，平素自汗，时有心慌短气，纳食控制，稍有口干口苦，大便干，日一行，小便黄，无尿频尿急。

既往史：糖尿病 5 年，平素口服十味玉泉片 4 片，日 4 次，振源胶囊 2 粒，日 3 次。糖化血红蛋白 7.3%。

望闻切诊：舌尖红，苔黄腻，舌下脉络粗，脉滑数。

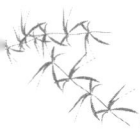

西医诊断：冠心病，2 型糖尿病。

中医诊断：胸痹心痛。辨证分型：痰火扰心，痰瘀滞络证。

处方如下：

黄连 6g	姜半夏 6g	陈皮 10g	茯苓 15g
竹茹 12g	麸炒枳壳 10g	石菖蒲 10g	郁金 15g
首乌藤 45g			

14 剂，日 1 剂，水冲分 2 次服。

2015 年 2 月 17 日二诊：服药后患者心前区疼痛缓解，现自感时有胸闷、憋气。望闻切诊：舌红，苔黄腻，舌下脉络粗，脉滑数。辅助检查：心电图示心率 58 次 / 分，aVL T 波倒置。处方如下：

黄连 6g	姜半夏 6g	陈皮 10g	茯苓 15g
竹茹 12g	麸炒枳壳 10g	石菖蒲 10g	郁金 15g
首乌藤 45g	葛根 30g	肉桂 4g	川牛膝 15g

7 剂，日 1 剂，水冲分 2 次服。

2015 年 2 月 24 日三诊：患者晨起心前区疼痛发作，可耐受，仍自感时有胸闷憋气。望闻切诊：舌质暗，苔黄腻，脉弦滑。处方如下：

黄连 6g	姜半夏 6g	陈皮 10g	茯苓 15g
竹茹 12g	麸炒枳壳 10g	石菖蒲 10g	郁金 15g
首乌藤 45g	葛根 30g	肉桂 4g	川牛膝 15g
丹参 15g	川芎 10g		

10 剂，日 1 剂，水冲分 2 次服。

2015 年 3 月 5 日四诊：服上药后患者晨起心前区疼痛、胸闷憋气均明显缓解。望闻切诊：舌质暗，苔黄腻，脉弦滑。守方，21 剂，日 1 剂，水冲分 2 次服。

2015 年 5 月 22 日随访，患者诉服上药后晨起心前区疼痛、胸闷憋气、心慌短气均明显好转。

按：患者以"间断心前区疼痛 3 年"为主诉就诊，李平教授辨病为胸痹心痛病，辨证为痰火扰心，痰瘀滞络证。患者既往患有 2 型糖尿病，病久损伤脾胃气阴，脾失健运则痰浊内生，日久化热，致痰热互结，痰热阻滞气机，气血运行不畅，日久导致血瘀，即痰为瘀之先，而后痰瘀互结，阻于心脉，发为胸痹心痛。心脉痹阻，不通则痛，故见心前区疼痛；痰火扰心，热迫津液外出，《素问·宣明五气》"五脏化液，心为汗"，故见自汗出；热灼津液，痰瘀阻滞津液上承下行，故见口干口苦、大便干、小便黄。舌尖红，苔黄腻，舌下络脉粗，脉滑数亦为痰火扰心，痰瘀滞络之征。

初诊：治疗以清心化痰、化瘀通络为主，方为连夏宁心方。方中黄连大苦大寒，清热燥湿力强；半夏味辛性温，善燥除湿浊而化痰饮，为燥湿化痰之要药；二者相配，辛开苦降，寒温并用。菖蒲辛开苦燥温通，芳香走窜，力能开窍豁痰化湿。郁金味辛苦性寒，入心，可清心凉血，行气活血止痛。陈皮苦温，长于燥湿化痰，为治湿痰之要药，且能健脾以温化痰饮。茯苓淡渗利湿，善于渗泄水湿，使湿无所聚，痰无由生。陈皮、半夏、茯苓，三药相伍，为"二陈"之义。竹茹甘寒，善于清热化痰。枳壳辛苦、微寒，功能行气化痰止痛。首乌藤养心血，安心神，通经活络。诸药相伍，痰热除，气机畅，略兼活血。

二诊：服药后患者心前区疼痛缓解，自感胸闷憋气，结合舌脉，原方加葛根 30g，肉桂 4g，川牛膝 15g。葛根可增强通经活络之力，又可生津止渴，改善糖尿病症状；少佐肉桂温通经脉，以防寒凉之药遏制血行；川牛膝逐瘀通经。增加三药，加强化瘀

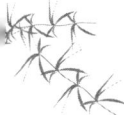

通经活络之功。

三诊：患者舌暗，瘀血之征更甚，上方加丹参15g，川芎10g。丹参活血祛瘀、通经止痛，川芎行气活血。全方辛开苦降，寒温并用，调畅气机同时兼顾祛除病理产物痰热和瘀血，故继服31剂后，患者诸症状改善。

（郝千莹整理）

附：痰热证总结

1. 痰热证诊断要点、临床表现特征

（1）心悸，胸痛，胸闷，气短。

（2）口干口苦，口干欲饮或口干不欲饮或饮不解渴。

（3）心烦，易怒，性情急躁，焦虑。

（4）夜寐差，失眠多梦。

（5）咳痰，痰黄稠。

（6）小便短赤，大便干结。

（7）肢体沉重，形体肥胖。

（8）倦怠乏力，胸脘痞满，纳呆。

（9）头晕，头沉。

（10）多汗。

（11）舌红，舌胖大或有齿痕，苔黄白相间或苔黄腻或苔黄厚腻。

（12）脉滑数或弦滑。

综上，心烦急躁、口干口苦、舌红苔黄腻、脉滑等为辨证要点。

2. 连夏宁心方加减变化

	症状、证候	加减
1	胸闷、憋气明显者	加红景天 30g，党参 30g
2	胸部刺痛明显者	加醋延胡索 6g，炒川楝子 10g
3	胸痛连及后背，后背疼痛不适者	加葛根 30g，川芎 10g
4	口干、口苦，心烦，苔黄，热较甚者	加天花粉 15g，炒栀子 10g
5	性情急躁、焦虑者	加北柴胡 10g，玫瑰花 15g
6	心烦、失眠多梦、情绪不稳者	加百合 30g，刺五加 60g，浮小麦 60g
7	眠差多梦者	去茯苓 15g，加茯神 30g，制远志 10g，炒酸枣仁 15g，生龙骨 15g
8	大便秘结，属痰热者	加生大黄 3g（后下）
9	气短、倦怠、乏力明显者	加人参叶 18g
10	烘热，盗汗，舌中有裂纹，脉细者	加太子参 15g，麦冬 15g，醋五味子 10g
11	血脂异常者	加三七 10g，绞股蓝 30g
12	反酸烧心者	加海螵蛸 15g

（郝千莹整理）

案例二 冠心病之痰瘀滞络，痰火扰心证案

马某，女，72 岁，2015 年 4 月 7 日初诊。

主诉：胸闷、气短、汗出 2 个月。

现病史：患者 2 个月前无诱因出现胸闷、气短、汗出，劳累后加重，就诊于安贞医院。冠脉 CTA 检查：左冠状动脉粥样硬

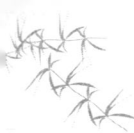

化改变。超声心动：左房增大，左室舒张功能减低，室间隔增厚，主动脉瓣钙化伴反流。生化检查：总胆固醇 5.99mmol/L（正常参考值 5.7mmol/L），低密度脂蛋白 3.58mmol/L（正常参考值 3.10mmol/L）。予琥珀酸美托洛尔、曲美他嗪、匹伐他汀等口服治疗，服药后未见明显改变。现症见：胸闷气短，偶有心慌，偶有头晕，睡眠可，二便调。

既往史：高血压病史 10 年，高脂血症病史 10 年。

望闻切诊：舌质暗红，苔白厚，舌下脉络粗暗，脉滑。

西医诊断：冠心病，高血压。

中医诊断：胸痹心痛。辨证分型：痰瘀滞络，痰火扰心证。

处方如下：

黄连 6g	姜半夏 6g	陈皮 10g	茯苓 15g
竹茹 12g	麸炒枳壳 10g	石菖蒲 10g	郁金 15g
首乌藤 45g			

14 剂，日 1 剂，水煎分 2 次服。

2015 年 5 月 11 日二诊：服药后患者胸闷、气短、汗出好转，仍偶有劳累后心慌、头晕。望闻切诊：舌质暗红，苔薄白，舌下脉络粗暗，脉滑。中病，继服前方 14 剂。

2 周后随访，患者胸闷、气短、汗出、头晕、劳累后心慌均消失。

按：本案李平教授诊断为胸痹心痛，辨证为痰瘀滞络，痰火扰心证。此案先发脏腑气机失调，痰浊内生，阻滞气机，气滞则血瘀痰结，久郁化火，痰热瘀胶着更甚。治则以清热化痰，行气除痹。方中半夏、黄连二药配伍，一苦一辛，辛开苦降，调畅气机；一温一寒，黄连之寒，可清热而燥湿，半夏之温，可温化寒痰。竹茹善清热化痰。《丹溪心法》云"善治痰者，不治痰而治气"，气顺则不为血之病，亦使津液随气而顺，故宜痰气同治，以陈皮、枳壳、茯苓健脾理气，菖蒲、郁金豁痰祛瘀、宣痹止痛。首乌藤养血宁心安神以益神明，调畅血行。全方合以清热化痰，行气除痹。

（董晓星整理）

案例三 冠心病之痰火扰心证案

赵某，男，58 岁，2014 年 12 月 12 日初诊。

主诉：胸闷憋气 4 年。

现病史：患者 4 年来每于饱餐后出现胸闷憋气，伴见头晕、耳鸣、心烦起急，无心慌，偶有恶心，睡眠可，二便调。门诊血压 140/80mmHg。

既往史：高血压病史 4 年，口服络活喜 5mg，日 1 次；高脂血症病史 2 年，未经药物治疗；脂肪肝病史 5 年。

个人史及家族史：吸烟饮酒史 40 年，已戒。父亲冠心病。

望闻切诊：舌暗红，苔白，有裂纹，舌下脉络粗暗，脉滑数。

西医诊断：冠心病。

中医诊断：胸痹心痛。辨证分型：痰火扰心证。

处方如下：

黄连 6g	姜半夏 6g	陈皮 10g	茯苓 15g
竹茹 12g	麸炒枳壳 10g	石菖蒲 10g	郁金 15g
首乌藤 45g			

14 剂，日 1 剂，水煎分 2 次服。

2014 年 12 月 26 日二诊：服药后患者胸闷憋气好转，现偶有胸闷憋气，伴见头晕、耳鸣、心烦起急，无心慌，睡眠可，二

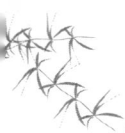

便调。望闻切诊：舌质淡，苔薄白，有裂纹，舌下脉络粗暗，脉滑。处方如下：

枸杞子 30g　　盐沙苑子 15g　红景天 10g　　绞股蓝 60g

丹参 30g　　　川芎 10g　　　生山楂 15g

14 剂，日 1 剂，水煎分 2 次服。

服药后患者胸闷、头晕好转，易方以益气通脉善后。

按： 本案李平教授诊为胸痹心痛，初诊辨证为痰火扰心证。本案概因情志化火，炼液为痰，痰热瘀结，发为胸痹。热扰神明，心神失职，致头晕耳鸣，方以连夏宁心方清热化痰，宁心安神。方中黄连清热除烦，以安心神；半夏燥湿化痰；陈皮、茯苓、枳壳健脾理气化痰，调理中焦气机；石菖蒲、郁金用以辟秽化痰，理气宽胸；药用竹茹，清热化痰除烦止呕；重用首乌藤，以安神利眠，调节心神。诸药共奏清热化痰以畅血脉，宁心安神之效。

二诊痰热渐消，久病气阴耗损，故治以益气养阴，化痰通络。枸杞子、盐沙苑子、红景天益气养阴通脉，丹参、川芎、生山楂既可活血化瘀，又可以消痰化滞。全方扶正以行气血，化痰以消壅滞，使脉畅痹止。

冠心病患者多虚实夹杂，治疗过程中当分辨标本缓急、邪盛正衰情况。本案初诊时患者以痰热证候为主，经治疗后复诊予以扶正补肾益气、养阴通脉以固本，防止病邪来犯，根据患者疾病变化而灵活辨证，以达药效。

（董晓星、白芳芳整理）

案例四　冠心病之肝郁气滞证案

槐某，男，53 岁，2017 年 4 月 17 日初诊。

主诉：间断性心前区胀痛，连及左下胁肋窜痛半年。

现病史：患者半年前生气后出现心前区胀痛，休息后或服用硝酸甘油后缓解，后逐渐加重，服药后仍有间断性心前区胀痛，向左下胁肋窜痛，严重时每天发作 5～6 次，持续 10 余秒，服用硝酸甘油有时缓解，有时无缓解，纳眠可，二便正常。门诊血压 123/92mmHg，心率 64 次／分。

既往史：高血压，口服寿比山，血压控制尚可。

望闻切诊：舌头颤动，伸舌左偏，舌暗红，苔薄白，脉沉弦。

西医诊断：冠心病，高血压。

中医诊断：胸痹心痛。辨证分型：肝郁气滞证。

处方如下：

牡丹皮 10g	赤芍 15g	栀子 10g	当归 10g
北柴胡 10g	茯苓 15g	薄荷 10g	醋延胡索 10g
炒川楝子 10g	丝瓜络 15g	郁金 15g	地龙 15g
炒僵蚕 10g			

14 剂，日 1 剂，水冲分 2 次服。

2017 年 6 月 5 日二诊：服药后患者心前区胀痛、左下胁肋窜痛好转。现症见：胃胀，偶有头晕，头痛，纳眠可，二便调。门诊血压 133/90mmHg，心率 59 次／分。舌头颤动，伸舌左偏，舌红，苔薄白，脉沉。处方如下：

牡丹皮 10g	赤芍 15g	栀子 10g	当归 10g
北柴胡 10g	茯苓 15g	薄荷 10g	醋延胡索 10g
炒川楝子 10g	丝瓜络 15g	郁金 15g	地龙 15g
炒僵蚕 10g	青皮 10g	全蝎 2g	蜈蚣 2g

14 剂，日 1 剂，水冲分 2 次服。

患者服药后诸症好转，无特殊不适。

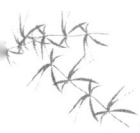

　　按：此案例李平教授诊断为胸痹心痛，辨证为肝郁气滞。此证多由精神刺激、情志抑郁或其他脏腑病证长期不愈，影响了肝的疏泄功能而致。气机失调日久不愈，则出现本证患者随情绪波动而出现心前区胀痛、胁肋窜痛之症状，治疗上以疏肝理气、通络止痛为主。方以丹栀逍遥散合金铃子散加减。方中牡丹皮清热凉血，活血散瘀；栀子泻火除烦，清三焦火热；柴胡与当归相配疏肝柔肝，以补养肝血，条达肝气；郁金、川楝子理气解郁，泻热破结；地龙、僵蚕清热定惊，引药通络。全方共奏疏肝解郁、理气止痛之功。一诊服药后患者心前区胀痛、左下胁肋窜痛明显好转，又诉胃胀、头晕头痛等症状，遂在原方基础上加青皮 10g 以消积化滞，全蝎 2g、蜈蚣 2g 以增强通络止痛之功。李平教授在治疗过程中善用虫类药搜风剔络以止痛，根据患者窜痛的疼痛特点采用中医取类比象的方法使用虫类药取得了良好的效果。

（朱扬帆、白芳芳整理）

案例五　冠心病之气滞血瘀，肝胃不和证案

　　刘某，男，60 岁，2016 年 8 月 12 日初诊。

　　主诉：间断胸闷胸痛 1 个月。

　　现病史：1 个月来患者因天气闷热、运动后引起胸闷、心慌，休息后缓解，口苦，血压不稳，最高达 136/85mmHg，头晕，就诊于我院心内科，运动平板试验阴性，超声心动无异常，自服疏肝和胃丸，未见好转。现症见：胸闷、心慌、口苦、纳呆，食后易腹胀，眠可，双目两眦红，二便正常。门诊血压 150/80mmHg。

　　既往史：5 年前一过性高血压，服药后血压偏低，约 90/60mmHg，现未规律治疗；颈椎病史；慢性胃炎 3 年。

　　望闻切诊：舌质暗，苔白厚，舌下脉络瘀滞如串珠，脉弦

滑数。

辅助检查：2015 年运动平板试验阴性。汉密尔顿焦虑量表（HAMA）评分 17 分，提示肯定有焦虑状态。

西医诊断：冠心病，高血压，焦虑状态。

中医诊断：胸痹心痛。辨证分型：气滞血瘀，肝胃不和证。

处方如下：

北柴胡 10g	生地黄 10g	桃仁 10g	红花 10g
炒枳壳 10g	赤芍 15g	当归 10g	茯苓 15g
炒白术 10g	薄荷 10g	生姜 6g	

14 剂，日 1 剂，水冲分 2 次服。

2016 年 8 月 12 日二诊：服药后患者胸闷、心慌发作明显减少，口苦缓解，食后易腹胀减轻。现症见：偶有心慌，心烦起急，时感胁肋胀痛，纳可，眠可，二便正常，舌质暗，苔白厚，舌下脉络瘀滞如串珠，脉弦滑数。血压控制在（107 ～ 136）/（78 ～ 89）mmHg。处方如下：原方去生姜、赤芍，加牡丹皮 10g，炒栀子 10g，白芍 15g，炒苍术 10g，香附 10g，川芎 10g。14 剂，日 1 剂，水冲分 2 次服。

患者服药后诸症好转，无特殊不适。

按：此案例李平教授诊断为胸痹心痛，辨证为气滞血瘀，肝胃不和。此证为气机郁滞而致血行瘀阻所出现的征候，多由情志不舒，或外邪侵袭引起肝气久郁不解所致。肝主疏泄而藏血，具有条达气机，调节情志的功能，情志不遂或外邪侵袭肝脉则肝气郁滞，疏泄失职，故情绪抑郁或急躁，胸胁胀闷，走窜疼痛；气为血帅，肝郁气滞，日久不解，必致瘀血内停，阻遏心脉，发为胸痹。治疗上以疏肝理气，化瘀通络为主。方以血府逐瘀汤合逍遥散加减。方中桃仁破血行滞而润燥；红花活血祛瘀以止痛；柴

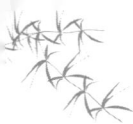

胡疏肝解郁，升达清阳，与枳壳同用，共达理气行滞之功，使气行则血行；当归、生地黄养血益阴，清热活血。全方行血分瘀滞，又解气分郁结。服药后患者胸闷、心慌明显缓解，仍有心烦气急，时感胁肋胀痛。二诊原方去生姜、赤芍，加牡丹皮10g，炒栀子10g，白芍15g，炒苍术10g，香附10g，川芎10g，增强其清肝经郁火、理气活血止痛之功而不伤脾胃，疗效更佳。

（朱扬帆整理）

案例六 冠心病之脾虚湿阻证案

薛某，男，61岁，2014年10月20日初诊。

主诉：胸痛3个月。

现病史：3个月来患者每于快走后出现胸痛，休息后缓解，伴心悸，眠差，头晕、头胀，大便每日1～2次，大便不成形。

既往史：高血压病史40年，最高140/90mmHg，服用卡托普利、消心痛，血压控制在120/80mmHg。

望闻切诊：舌暗淡，体胖大，舌下脉络瘀滞，苔白腻，脉结代滑。

西医诊断：冠心病，高血压。

中医诊断：胸痹心痛。辨证分型：脾虚湿阻证。

处方如下：

红景天12g	琥珀粉6g	半夏曲10g	石菖蒲10g
郁金15g	茯苓15g	炒白术10g	陈皮10g
甘松12g	柴胡10g	川芎10g	党参10g

7剂，日1剂，水煎分2次服。

2014年10月27日二诊：患者服药后胸痛较前好转，现仍心悸时作，头胀、头昏、心烦，大便不成形，舌淡，体胖大，舌下脉络可，苔黄厚腻，脉滑结代。处方如下：

党参 10g	茯苓 15g	茯神 15g	麸炒白术 10g
陈皮 10g	制远志 10g	炒白扁豆 10g	麸炒芡实 15g
丹参 15g	郁金 15g	醋煅紫石英 15g	炙甘草 10g

7剂，日1剂，水煎分2次服。

2014年11月4日三诊：患者服药后大便不成形、睡眠多梦、咳痰均好转，胸痛症状消失。现症见：胸骨后烧灼感，偶有心悸，憋气、头胀、头昏、心烦、咳痰，偶有胸闷，睡眠多梦，入睡困难，夜间小便频（3次/晚），大便可，舌暗淡，体胖大，有齿痕，苔薄黄腻，舌下脉络紫暗，脉滑结代。生化：高密度脂蛋白0.84mmol/L（正常值为＞1.04mmol/L），同型半胱氨酸33.58μmol/L（正常值为15～20μmol/L）。心电图：心率76次/分，室性期前收缩。处方如下：

甘松 12g	苦参 10g	柏子仁 15g	炙黄芪 15g
党参 10g	茯神 15g	五味子 10g	煅紫石英 20g

7剂，日1剂，水煎分2次服。

按：此案例李平教授诊断为胸痹心痛，辨证为脾虚湿阻。此证多为脾气亏虚，运化无力，湿浊阻于脉络，发为胸痹。治疗上以健脾祛湿为主，方以六君子汤加减。方中党参、白术、茯苓健脾益气，陈皮、半夏曲理气化痰，石菖蒲、郁金助陈皮、半夏曲化痰之力，川芎、柴胡活血行气，红景天、甘松养心血，全方共奏行健脾祛湿之功。服药后患者胸痛减轻，仍有心悸、心烦、大便不成形等症状，原方去红景天、琥珀粉、半夏曲、石菖蒲、甘松、柴胡、川芎，加茯神、远志、紫石英养心重镇安神，白扁豆、芡实健脾祛湿，丹参活血化瘀，甘草调和诸药，疗效更佳。

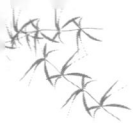

服药后患者大便不成形、睡眠多梦、咳痰均好转，胸痛症状消失，但出现胸骨后烧灼感。此为心气不足证，治则以补气养心为法。处方养心汤加减，方中柏子仁、黄芪、党参、茯神、五味子养心安神，甘松行气活血，紫石英重镇安神，全方共奏补气养心之功。

（赵利整理）

案例七　冠心病之脾虚气滞，心脾两虚证案

王某，女，67岁，2014年2月7日初诊。

主诉：心慌、胸痛3个月。

现病史：3个月前患者无明显诱因出现心慌、胸痛，早餐不慎易出现腹泻，睡眠差，入睡困难，时有整夜难眠，心烦，易急躁。

既往史：胆囊切除术后2年。

望闻切诊：舌质淡红，苔薄白，脉弱。

辅助检查：心电图示房性期前收缩，室性期前收缩。

西医诊断：冠心病。

中医诊断：胸痹心痛。辨证分型：脾虚气滞，心脾两虚证。

处方如下：

茯苓 15g	茯神 30g	党参 10g	麸炒白术 15g
陈皮 10g	麸炒薏苡仁 30g	山药 12g	炒白扁豆 10g
制远志 10g	莲子肉 10g	首乌藤 30g	

7剂，日1剂，水煎分2次服。

2014年2月14日二诊：患者服药后心慌睡眠较前好转，胸痛未发作，现仍有睡眠中间易醒，心烦急躁，舌质淡红，苔薄

白，脉弱。处方如下：

茯苓 15g	茯神 30g	党参 10g	麸炒白术 15g
陈皮 10g	麸炒薏苡仁 30g	山药 12g	炒白扁豆 10g
制远志 10g	莲子肉 10g	首乌藤 30g	甘松 12g

7剂，日1剂，水煎分2次服。

按： 此案例李平教授诊断为胸痹心痛，辨证为脾虚气滞，心脾两虚证。此证多为脾气亏虚，脾失健运，气滞血瘀，心脉失养，脉络不利，发为胸痹。治疗上以补益心脾、行滞通络为主，方以参苓白术散、异功散加减。方中党参、白术、茯苓益气健脾渗湿，配伍山药、莲子肉健脾益气，兼能止泻，并用白扁豆、薏苡仁助白术、茯苓以健脾渗湿，更用陈皮醒脾和胃、行气化滞，远志、茯神、首乌藤养心安神，全方共奏行补益心脾、行滞通络之功。服药后患者胸闷减轻，仍有睡眠差、心烦、急躁等症状，遂加甘松12g补心养心，疗效更佳。

（赵利整理）

案例八　冠心病之痰瘀滞络，痰热扰心证案

毕某，女，61岁，2016年2月19日初诊。

主诉：胸闷、胸痛3年。

现病史：患者3年前无明显诱因出现胸闷、胸痛，伴失眠、口干，社区医院诊断为冠心病，未规范治疗。现症：胸闷、胸痛，时有心慌，伴有失眠，未诉其他不适。

既往史：2005年至今间断房颤，口服阿司匹林；高血压病6年，口服缬沙坦氢氯噻嗪；糖尿病6年，现口服格列齐特1片，日1次；高脂血症5年，现口服阿托伐他汀钙片1片，日1次。

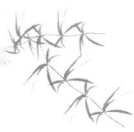

家族史：父母均有高血压、糖尿病、冠心病病史。父母因脑卒中过世。

过敏史：红花、麝香外用过敏。

望闻切诊：舌体胖，舌质暗，苔白厚，舌下脉络可，脉弦滑。

西医诊断：冠心病，阵发性房颤，高血压，糖尿病，高脂血症。

中医诊断：胸痹心痛。辨证分型：痰瘀滞络，痰热扰心证。

处方如下：

黄连 6g	姜半夏 6g	陈皮 10g	茯苓 15g
竹茹 12g	麸炒枳壳 10g	石菖蒲 10g	郁金 15g
首乌藤 45g			

7 剂，日 1 剂，水冲分 2 次服。

2016 年 2 月 29 日二诊：服药后患者胸闷、胸痛、失眠、口干等症状减轻。现症见：血糖控制欠佳，空腹后易出现心慌等低血糖症状，大便不成形，纳可，血压下午升高，傍晚明显。望闻切诊：舌体胖，舌质暗，苔薄白，舌下脉络可，脉弦滑。辅助检查：2016 年 1 月 19 日检查 24 小时动态心电图：正常 R-R 间期的标准差（SDNN）124ms，SDNN 指数（SDNN Index）98ms。糖化血红蛋白 6.5%。凝血酶时间（TT）23.5s。甲状腺功能未见异常。处方如下：

太子参 15g	麦冬 10g	醋五味子 10g	玉竹 10g
石斛 10g	天花粉 10g	天麻 15g	钩藤 15g
茯苓 30g	麸炒白术 10g	茯神 30g	

14 剂，日 1 剂，水冲分 2 次服。

2016 年 5 月 6 日三诊：服药后患者胸闷、胸痛较前好转，仍有失眠、口干。望闻切诊：舌体胖，舌质暗，有齿痕，苔白厚，舌下脉络可，脉弦滑。处方如下：

黄连 6g	姜半夏 6g	陈皮 10g	茯苓 15g
竹茹 12g	麸炒枳壳 10g	石菖蒲 10g	郁金 15g
首乌藤 45g	生黄芪 10g	乌梅 15g	枸杞子 15g

7 剂，日 1 剂，水冲分 2 次服。

按： 患者高血压、高脂血症、糖尿病"三高"之人，间断胸闷、胸痛 3 年，伴有失眠、口干等症，舌体胖，舌质暗，苔白厚，脉弦滑，西医诊断为冠心病，中医诊断为胸痹心痛（痰瘀滞络，痰热扰心证）。治疗给予经验方——连夏宁心方以清热化痰、逐瘀通络。二诊时患者诸症减轻，血糖控制欠佳，从糖尿病发病的病机来看，五脏虚弱是发病的基础，气阴两虚是病机的关键，同时会伴有痰湿或者湿热等症状。结合患者表现，治疗上以补气养阴、健脾化湿为主。三诊时患者胸闷、胸痛较前好转，仍有失眠、口干等症，在连夏宁心方的基础上加生黄芪补中益气，乌梅养阴生津，枸杞子补养肝肾，共奏清热化痰、补气养阴之功。胸痹病证多端，兼证不同，临床上要三因制宜，灵活运用连夏宁心方，知常达变，才能体现仲景"观其脉证，知犯何逆，随证治之"的精神。

（李赛赛整理）

案例九　冠心病之痰湿阻络，阴津不足证案

王某，男，62 岁，2016 年 12 月 5 日初诊。

主诉：支架术后偶有心前区疼痛 10 个月。

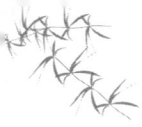

现病史：患者于 2016 年 2 月体检时发现心电图异常，于安贞医院检查时诊断为冠心病，行支架手术。现口服硫酸氢氯比格雷 75mg，日 1 次；曲美他嗪 20mg，日 3 次；培朵普利 8mg，日 1 次；瑞舒伐他汀 10mg，日 1 次；阿司匹林 100mg，日 1 次。现症见：心情激动时出现心前区疼痛，头项不适，纳眠可，二便调。

既往史：白癜风；高血压，血压最高 140/80mmHg；高脂血症。

望闻切诊：舌暗胖，舌尖红，苔白腻，有裂纹，尺脉沉，寸关脉滑。

西医诊断：冠心病（PCI 术后）。

中医诊断：胸痹心痛。辨证分型：痰湿阻络，阴津不足证。

处方如下：

荷叶 15g	生何首乌 15g	生山楂 15g	盐补骨脂 15g
葛根 15g	白芍 15g	丹参 15g	三七 6g
北柴胡 10g	醋香附 10g		

7 剂，日 1 剂，水冲分 2 次服。

2016 年 12 月 12 日二诊：患者偶有左侧太阳穴至头维穴疼痛，心情激动时加重，偶有心前区疼痛，项部僵硬，口干、口渴，夜间早醒，易疲乏，腿沉，腰酸，二便调。望闻切诊：舌暗胖，舌尖红，苔白，有裂纹，尺脉沉，寸关脉滑。处方如下：

生地黄 15g	熟地黄 15g	山药 15g	酒萸肉 10g
茯苓 15g	茯神 30g	泽泻 15g	牡丹皮 10g
川芎 10g	白芷 12g	北柴胡 10g	盐补骨脂 15g
生山楂 15g	三七 6g		

7 剂，日 1 剂，水冲分 2 次服。

2016年12月26日三诊：药后患者心前区疼痛、头痛减轻，现偶有头晕，仍有轻微头痛，项部僵硬，口干、口渴，夜间早醒，易疲乏，腿沉，腰酸，二便调。望闻切诊：舌暗胖，舌尖红，苔白，有裂纹，尺脉沉，寸关脉滑。处方如下：

麦冬30g	熟地黄15g	山药15g	酒萸肉10g
茯苓15g	茯神30g	泽泻15g	牡丹皮10g
川芎10g	白芷12g	北柴胡10g	盐补骨脂15g
生山楂15g	三七6g	葛根30g	生龙骨30g

7剂，日1剂，水冲分2次服。

2周后随访，患者心前区疼痛、头痛等症均明显好转。

按：患者冠脉支架植入术后，心情激动时出现心前区疼痛不适，结合舌脉，诊断为胸痹心痛（痰湿阻络，阴津不足证）。痰浊瘀血是胸痹病常见的致病因素，痰瘀互结，日久胶着难祛，阻遏心脉，发为胸痹，导致人体生理的精血津液不能正常输通布散，逐渐形成了痰瘀阻络、阴津不足的胸痹证候。治疗以活血养阴、化痰通络为主。二诊结合患者舌暗胖，舌尖红，苔白有裂纹，尺脉沉，寸关脉滑，口干渴，腰酸腿沉，辨证为肝肾亏虚、痰瘀扰心。治疗运用六味地黄丸加补骨脂以补养肝肾，川芎、生山楂、三七活血化瘀通络，白芷祛风除湿，柴胡疏肝推陈致新。三诊时患者症状缓解，在上方基础上加麦冬滋阴，葛根生津舒筋，生龙骨潜阳安神，全方共奏补下焦肝肾之虚、祛上焦心脉痰瘀之实，遵循《黄帝内经》中"补不足、损有余"的原则，攻补兼施达到治疗目的。

（李赛赛整理）

案例十　冠心病之气虚寒凝血瘀兼夹证案

熊某，男，79岁，2016年11月11日初诊。

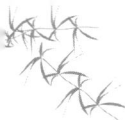

主诉：心前区疼痛 7 年。

现病史：患者于 7 年前因劳累、受冷、饱食后出现心前区疼痛，现口服丹红化瘀口服液、复明片、五苓胶囊等。现症见：心前区疼痛，走路后加重，夜尿增多，大便正常。

既往史：高脂血症 30 年，未治疗；黄斑变性、眼底出血病史。

望闻切诊：手足发凉，舌暗，苔黄有裂纹，舌下脉络瘀滞，脉虚滑。

辅助检查：生化（2016 年 11 月 9 日）：总胆固醇（TC）7.17mmol/L，低密度脂蛋白（LDL）4.88mmol/L，载脂蛋白 B（ApoB）1.4g/L，尿酸（UA）392mmol/L。

西医诊断：冠心病。

中医诊断：胸痹心痛。辨证分型：气虚寒凝血瘀兼夹证。

处方如下：

| 丹参 15g | 三七 9g | 西洋参 6g | 麸炒枳壳 10g |
| 瓜蒌 15g | 生何首乌 10g | 生山楂 30g | 枸杞子 15g |

7 剂，日 1 剂，水冲分 2 次服。

2016 年 12 月 2 日二诊：服药后患者心前区疼痛减轻，停药 1 周。现症见：心前区疼痛伴有胸闷，偶有心慌，食后、劳累后加重，夜间口干，手足发凉，饮食可，夜尿多，大便日 1 次。伸舌左偏，舌胖暗，苔黄，有裂纹，舌下脉络瘀滞如串珠，脉虚滑。辨证为寒凝血瘀，气虚血瘀，肾阳亏虚，肾阴不足证，宗原法续进，增加温补肾阳、滋补肾阴之力。处方如下：

丹参 15g	三七 9g	西洋参 6g	麸炒枳壳 10g
瓜蒌 15g	生何首乌 10g	生山楂 30g	枸杞子 15g
熟地黄 15g	制巴戟天 15g	桂枝 10g	白芍 15g

生姜 6g   大枣 10g   炙甘草 6g

7 剂，日 1 剂，水冲分 2 次服。

2016 年 12 月 16 日三诊：服药后患者心前区疼痛、心慌发作次数明显较少，劳累诱发不明显，晨起口干，疲乏，手足发凉，饮食可，夜尿多，大便初成形，后黏腻。伸舌左偏，舌胖暗，苔黄，有裂纹，舌下脉络瘀滞如串珠，脉虚滑。辨证为脾肾亏虚，气虚血瘀证。患者大便黏腻不爽，遂于上方再加温补脾阳之药。处方如下：

丹参 15g   三七 9g   西洋参 6g   麸炒枳壳 10g

瓜蒌 15g   生何首乌 10g   生山楂 30g   枸杞子 15g

熟地黄 15g   制巴戟天 15g   桂枝 10g   白芍 15g

生姜 6g   大枣 10g   炙甘草 6g   茯苓 15g

麸炒白术 10g

7 剂，日 1 剂，水冲分 2 次服。

半个月后随访，患者服药后心前区持续性疼痛好转，睡眠可，二便调。

按：《丹溪心法·痰》有云："善治痰者，不治痰而治气；气顺，则一身之津液亦随气而顺矣。""治痰先治气"的理论被后世医家所推崇，并沿用至今。在治疗病理产物"瘀血"时，"治气"也非常重要。在这个病案里，"治气"主要通过"温阳、补气、理气"。万物皆可分阴阳，气血中气为阳，血为阴，所以我们将"温阳"也归为"治气"范畴。冠心病的基础病机是"瘀"，在"温阳、补气、理气"的基础之上，最后都通向"活血"这条路。初诊时，李平教授用西洋参补益气阴，生何首乌、枸杞子补益精血，麸炒枳壳理气宽中，丹参、三七、生山楂活血化瘀，瓜蒌宽胸散结；二诊时，在上方之上又增加温补肾阳、滋补肾阴的

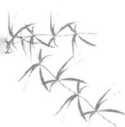

力量，其中制巴戟天、桂枝温补阳气，熟地黄、白芍滋补阴血，生姜、大枣、炙甘草温中和胃，调和诸药；三诊时，在二诊方上补充茯苓、麸炒白术温补脾阳，以增加温补阳气之力。本病案中的患者是一个年近八旬的老人，在治疗上注重温补脾肾以培先天、后天之本。

（戴方圆、马鑫整理）

案例十一　冠心病之脾胃虚寒证案

宋某，女，55 岁，2013 年 10 月 14 日初诊。

主诉：心前区疼痛 1 月余。

现病史：患者 1 个多月前因劳累引起心前区疼痛，于阜外医院住院治疗，冠脉造影示右冠脉近端斑块、左冠脉前降支中段斑块，住院诊断为冠状动脉粥样硬化性心脏病、劳力性加自发性心绞痛、高血压病 2 级（极高危组），用西药（阿司匹林 0.1g，日 1 次；瑞舒伐他汀 10mg，晚 1 次；盐酸地尔硫卓 90mg，晚 1 次；琥珀酸美托洛尔 47.5mg，日 1 次；单硝酸异山梨醇酯 30mg，晚 1 次；硝酸甘油气雾剂 0.5mg，必要时）后症状改善不明显，患者自觉头晕，血压下降至 90/60mmHg，胸骨后、胃脘部发凉，得温则减，眠差，纳可，二便调。

既往史：高血压病史 1 年。

望闻切诊：舌淡红、胖大，脉沉。

西医诊断：冠心病，高血压病 2 级（极高危组）。

中医诊断：胸痹心痛，眩晕。辨证分型：脾胃虚寒证。

处方如下：

党参 10g　　　干姜 10g　　　麸炒白术 10g　炙甘草 10g

高良姜 10g　　醋香附 10g　　陈皮 10g

14 剂，日 1 剂，水冲分 2 次服。

2013 年 11 月 4 日二诊：服药后患者心绞痛未发作，胃脘部发凉好转，心慌好转，现症见：头晕，有晕厥摔倒病史，颈部发凉。门诊血压 140/70mmHg。望闻切诊：舌质淡，苔薄白，脉沉。处方如下：

党参 10g	干姜 10g	麸炒白术 10g	炙甘草 10g
高良姜 10g	醋香附 10g	陈皮 10g	葛根 30g
白芍 15g	桂枝 10g	羌活 15g	片姜黄 10g

14 剂，日 1 剂，水冲分 2 次服

半个月后随访，患者服药后心绞痛未作，胃脘发凉、心慌、头晕好转，血压平稳，西药减量，睡眠可，二便调。

按：此案例患者在阜外医院住院治疗，辅助检查、诊断、西医治疗明确，但其症状改善不明显，服用西药后出现头晕、血压下降、心下发凉等症状。针对此病案，在西医常规治疗后仍有胸痛、胸闷，并出现副作用，我们应立足于"头晕、血压下降、心下发凉"等标症以改善其胸痛、胸闷等本症。故辨证为脾胃虚寒。此证多为寒邪在胃，胃阳被困，故胃脘发凉；寒则邪更盛，温则寒气散，故遇寒痛增而得温则减；遇寒气血凝滞，不能上行头目，故眩晕；舌淡红、胖大，脉沉是内有寒饮的表现。治疗上以温中祛寒、补气健脾为主，方以理中丸合良附丸加减。方中干姜辛热，温中焦脾胃，助阳祛寒；人参益气健脾但太过燥热，故换为党参培补后天之本以助运化；白术健脾燥湿；炙甘草益气和中，缓急止痛，调和诸药。四药合用，温中焦之阳气，祛中焦之寒邪，健中焦之运化，胃脘发凉、心慌、头晕诸症悉可解除。高良姜温中暖胃、散寒止痛，香附疏肝开郁、行气止痛，二药对胃寒痛有良效。复诊时患者颈部不适，故加用葛根汤以疏解太阳经

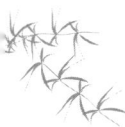

不利，方中葛根解肌散邪、生津通络；辅以桂枝疏散风寒；芍药生津养液，缓急止痛；羌活、片姜黄走太阳经、上肢以引药上行且除风邪。诸药配伍，共奏发汗解表、升津舒经之功效。"有是证则用是药"，尤其是胸痹心痛患者出现心下痛的症状，往往心胃同治、调胃治心能取得不错的效果。

（戴方圆、马鑫整理）

案例十二　冠心病之肺胃热盛，痰瘀滞络证案

冯某，女，70岁，2016年6月3日初诊。

主诉：胸痛连及后背1年。

现病史：1年前患者无明显诱因出现胸闷胸痛，连及后背，服用速效救心丸可缓解，曾就诊于牡丹江医院，行冠脉CTA造影，诊断为冠心病，未规律治疗。现症见：胸痛，连及后背，每于饮食后加重，口干、鼻干、眼干，活动后上半身汗出，夜间盗汗，纳差，眠可，小便可，大便干。

既往史：高血压1年；高脂血症1年；糖尿病39年；2005年因眼底出血行玻璃体切除术。

望闻切诊：舌红，苔黄腻，中间剥落，舌下脉络瘀滞，脉涩。

西医诊断：冠心病，高血压3级，糖尿病，高脂血症。

中医诊断：胸痹心痛。辨证分型：肺胃热盛，痰瘀滞络证。

处方如下：

生石膏 15g	知母 15g	黄芩 10g	黄连 6g
黄柏 10g	石斛 10g	麦冬 30g	地龙 15g
炒僵蚕 10g			

7剂，日1剂，水煎分2次服。

2016 年 6 月 6 日二诊：药后患者胸痛连及后背缓解，口干缓解，仍有口干、鼻干、眼干，活动后上半身汗出，夜间盗汗，纳差，眠可，小便可，大便干，昨日下午出现低血糖，四肢无力，头胀。舌体胖大，舌质红，苔黄腻，中间剥落，舌下脉络瘀滞，脉涩。处方如下：

太子参 30g	麦冬 30g	醋五味子 10g	知母 15g
天花粉 10g	乌梅 10g	地龙 15g	炒僵蚕 10g
三七 10g	丹参 30g		

7 剂，日 1 剂，水煎分 2 次服。

2016 年 7 月 1 日三诊：药后患者四肢无力减轻，偶发胸痛连及后背，程度减轻，上半身汗出及夜间盗汗程度均减轻，口干、鼻干、便干、眼干缓解，偶有眼角发干伴眼涩，舌头疼痛，脚踝以下冷，纳可，眠可，小便可。舌体胖大，舌质红，苔微黄，中间剥落，舌下脉络暗，脉滑。处方如下：

生黄芪 10g	黄芩 10g	黄连 3g	黄柏 10g
生地黄 30g	熟地黄 10g	当归 10g	赤芍 15g
牡丹皮 10g	炒决明子 15g	麦冬 30g	菊花 30g
酒萸肉 10g	麻黄根 60g	浮小麦 30g	白芍 15g
玉竹 15g	淡竹叶 15g	通草 10g	

7 剂，日 1 剂，水煎分 2 次服。

2016 年 7 月 22 日四诊：药后患者四肢无力、舌头疼痛消失，口干、鼻干、大便干缓解，仍然上半身汗出及夜间盗汗，程度减轻，仍便干，左侧眼角发干，脚踝以下冷，纳可，眠可，小便可。近来因天气变化出现胸痛、憋气，每日可发作多次，每次持续时间 20 ～ 30 分钟，休息后可缓解；左下肢胫骨与腓骨之间肌肉痉挛。舌体胖大，舌质红，苔黄腻，中间剥落，舌下脉络暗，脉滑。处方如下：

广藿香 10g	麸炒枳壳 10g	瓜蒌 15g	紫苏梗 10g
泽兰 15g	水红花子 15g	炒苦杏仁 10g	生薏苡仁 30g
淡竹叶 10g	通草 10g	丹参 30g	赤芍 15g

7 剂，日 1 剂，水冲分 2 次服。

按：患者行冠脉造影检查，冠心病诊断明确。本案患者主要表现为"胸痛连及后背"，属于中医学"胸痹心痛"范畴。患者胸痛症状每于饭后加重，考虑与脾胃相关。患者古稀之年，脾胃功能逐渐衰退，稍加不慎即可导致胃肠积热，进而煎灼津液，不能上达于口，不能下济大肠，出现口干、大便干等症状。肺津不足，阳气熏蒸，又可引起肺热，肺开窍在鼻，故出现鼻干症状；又肺津属阴，加之年老肝肾多有不足，阴不足以收敛阳气，导致夜间盗汗。不通则痛，考虑患者脾胃功能不足，脾胃乃生痰之源，痰停于心脉可以导致血脉不通，引起疼痛，同时也可以引起瘀血产生，二者结合可以进一步加重胸痛的症状。舌红苔黄为热象，苔腻提示痰湿，舌苔剥落为阴液不足的表现，舌下脉络瘀滞、脉涩是瘀血的表现。四诊合参，辨为肺胃热盛，痰瘀滞络证。

初诊治疗上以清胃润肺、活血化痰为主。方中石膏清热泻火、除烦止渴，是清肺胃热的良药，加上黄芩、黄连、黄柏，不仅可以清肺胃之火，也能燥湿以消除痰湿，此外黄柏可退虚热，治疗盗汗。知母、麦冬、石斛以补阴为主，知母滋阴清热的同时还能润肠通便，麦冬善补肺阴和胃阴，石斛善补胃阴和肾阴。地龙活血通络，性质走窜，僵蚕长于化痰和祛风，二者相配活血而化痰，疏通痰瘀阻滞的心脉。

二诊时患者胸痛缓解，痰瘀减轻，前方得法，但仍有口干、鼻干、盗汗、大便干等阴液不足的表现，又出现乏力、舌胖大等典型的脾气虚的表现。治疗上前方进退，考虑患者痰瘀有热，选用作用温和、健脾益气、生津润肺的太子参；去石膏和三黄，加天花粉增强生津止渴的作用；加五味子、乌梅酸涩收敛，生津止渴，亦可治疗盗汗；加丹参、三七活血化瘀。徐大椿在《神农本草经百种录》中言丹参"凡血病凝结者无不治之"，又可"补心气"；三七作为五加科的植物，与人参同科属，在活血定痛、化瘀止血的同时还具有补虚的作用。二者相配，在治疗心脉瘀阻上往往具有十分良好的疗效，尤其适用于本例兼有气虚的患者。

　　三诊时患者诸症均有缓解，舌苔由黄腻转为微黄，湿象缓解；脉象由涩转滑，瘀阻已消。但患者仍有汗出较多的问题，阴液不足，肝阴亏虚，加之风热上扰，易引发眼角干涩的症状。治法以滋阴敛汗，清肝明目为主。方用当归六黄汤加减：当归六黄汤中当归补血养液，生熟地黄滋阴，黄芩、黄连、黄柏清上、中、下三焦火热，黄芪益卫固表止汗，正对该患者的阴虚有热兼有气虚的病机。加赤芍、牡丹皮清热凉血；加炒决明子、菊花清肝明目；患者古稀之年，肝肾不足，加酒萸肉滋补肝肾，又可以收敛固脱，与麻黄根、浮小麦等止汗药同用，起到治标兼以治本的作用；加白芍、玉竹养阴和营；舌为心之苗，加淡竹叶、通草清热利尿泻心火，兼治患者因火热导致的舌头疼痛。

　　四诊时患者仍有轻度汗出，大便干。那几日天气闷热，阴雨频多，导致胸痛胸闷加重，结合舌脉，考虑是外有湿邪，内有痰热，内外合邪。治以清热化湿，活血理气。药用广藿香芳香化湿，祛外部湿邪；苦杏仁、薏苡仁、淡竹叶、通草借用三仁汤之法，分消走泄，从小便排湿邪，同时兼有清心的作用；瓜蒌清热涤痰，宽胸润肠，对于该患者痰热证胸闷、大便干的症状非常适

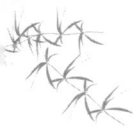

用；泽兰、水红花子活血兼以利尿；丹参、赤芍活血兼以凉血除烦；炒枳壳、紫苏梗理气宽胸。对于湿邪来说，李平教授尤其注重疏通气机，气行则水行，并且重在中焦脾胃，常用枳壳、陈皮、紫苏梗等理气宽中的药物作为点睛之笔，屡试不爽。

（李金懋、白芳芳整理）

案例十三　冠心病之痰火扰心，痰瘀滞络证案

王某，男，54 岁，2017 年 5 月 8 日初诊。

主诉：间断胸闷胸痛半年。

现病史：患者 6 年前因胸闷胸痛就诊于河北大学附属医院，诊断为不稳定型心绞痛，右冠脉植入 3 个支架，半年前无明显诱因出现胸闷胸痛，向后背窜痛，心慌，饭后加重，心烦急躁，胃脘胀满，纳可，睡眠差，二便正常。

既往史：支架术后 6 年，高脂血症 7 年。

望闻切诊：舌红，苔黄厚，有齿痕，脉弦滑。

辅助检查：2011 年 9 月 12 日生化检查：总胆固醇（TC）6.27mmol/L，甘油三酯（TG）3.59mmol/L。冠脉造影：左前降支狭窄 70%～80%，左回旋支近端狭窄最严重处 90%，右冠状动脉闭塞。

西医诊断：冠心病（PCI 术后）。

中医诊断：胸痹心痛。辨证分型：痰火扰心，痰瘀滞络证。

处方如下：

黄连 6g	姜半夏 6g	陈皮 10g	茯苓 15g
竹茹 12g	麸炒枳壳 10g	石菖蒲 10g	郁金 15g
首乌藤 45g	地龙 15g	炒僵蚕 10g	全蝎 2g
蜈蚣 2g			

7剂，日1剂，水煎分2次服。

2017年6月5日二诊：服药后患者胸痛程度明显减轻，心慌缓解，爬三楼可有轻微症状，仍有胃胀，纳可，眠可，二便正常，舌红胖，苔薄黄，有齿痕，脉弦滑。辅助检查：2017年5月9日查血脂未见异常。糖化血红蛋白7%。24小时动态心电图：窦性心律，最快108次/分，最慢49次/分，偶发室早，ST-T异常改变。处方如下：

党参10g	茯苓15g	麸炒白术10g	陈皮10g
麸炒枳壳10g	生山楂15g	姜半夏6g	桂枝10g
炒僵蚕10g	地龙15g	制远志10g	黄连6g
三七粉6g			

7剂，日1剂，水煎分2次服。

2017年7月3日三诊：患者服用阿司匹林期间曾出现胃出血，予停用阿司匹林。服中药后患者胸痛、后背疼痛、心慌、胃胀较前稍有减轻，仍偶有胸闷、心慌，近1个月来发作2次，于食后、情绪激动、劳累后发作，休息后缓解，纳可，眠可，二便调，舌红胖，苔薄黄，有齿痕，脉弦滑。处方如下：

太子参15g	茯苓15g	麸炒白术10g	陈皮10g
竹茹15g	石菖蒲10g	郁金15g	北柴胡10g
麸炒枳壳10g	炒僵蚕10g	地龙15g	制远志10g
生山楂15g			

10剂，日1剂，水煎分2次服。

2017年8月7日四诊：服药后患者胃胀减轻，乏力倦怠减轻，食欲转佳，纳眠可，近半个月来于饮食及劳累后胸痛心慌加重，夜间两点到三点易出现心慌，大便每日2次，不成形。门诊血压120/80mmHg，心率70次/分。舌淡胖，苔白厚，齿痕，脉弦滑。处方如下：

党参 30g	茯苓 15g	麸炒白术 10g	炙甘草 10g
陈皮 10g	生山楂 15g	焦神曲 15g	木香 10g
制远志 10g	炒酸枣仁 15g	炒僵蚕 10g	地龙 15g

10 剂，日 1 剂，水煎分 2 次服。

按：患者支架置入术后，冠心病诊断明确。其主要表现为"胸闷胸痛"，属于中医学"胸痹心痛"范畴。患者为中老年男性，平素工作、生活压力较大，饮食、作息不甚规律，脾胃失调，痰湿内生，流滞心脉则出现胸闷胸痛、饭后加重的表现，阻滞中焦气机则有胃脘胀满；痰湿郁而化热，加之患者焦虑不舒，扰动心火，则有心烦急躁、心慌、寐差等表现。痰火煎灼血液，且阻滞脉道，又易引起瘀血，痰瘀互结则加重胸痛胸闷等表现。舌有齿痕为脾虚，舌红苔黄为热象，苔厚脉滑为痰湿，脉弦为气机阻滞。四诊合参，其为痰火扰心，痰瘀滞络证。

初诊治疗以清心化痰，活血通络为主。方用黄连温胆汤加减：黄连清热燥湿，泻火解毒，尤其善清心火，现代药理研究黄连也具有抗心律失常的作用。姜半夏取其化痰散结的功效。半夏的炮制品有清半夏、法半夏、姜半夏、竹沥半夏、半夏曲等多种，其中清半夏取其燥性，燥湿化痰；法半夏温肺效果较强，善于治疗寒湿痰饮；姜半夏取姜的温中止呕作用，长于温中化痰、降逆止呕；竹沥半夏取竹沥清热滑痰的作用，长于治疗肺热咳痰和胃热呕哕；半夏曲是发酵产品，长于消食。陈皮、枳壳理气宽中、化痰，气行则水行；茯苓健脾利湿以治本；竹茹清热化痰；石菖蒲可开心孔，化痰开窍；郁金为血中之气药，在入心经活血清心的同时还有行气解郁的作用；地龙、全蝎、蜈蚣其性走窜，尤其善于通行血脉，加之僵蚕化痰散结，四种虫类药同用，起到活血通络的作用；首乌藤也叫夜交藤，在宁心安神的同时还有补虚、祛风的作用，可治疗患者痰火扰心导致的失眠。

二诊时患者胸痛、心慌减轻，前方清心化痰、活血通络的方法效果良好，急症已得到控制，下一步治疗侧重在补虚上。患者脾胃功能较弱，饮食稍有不慎即出现胃胀等症状，且舌胖有齿痕，同样是脾虚的表现；此外，舌红苔薄黄、脉弦滑说明尚有热象。故治以健脾益气，化痰活血。方用二陈汤加减：姜半夏化痰散结；陈皮、枳壳理气宽中；茯苓、白术健脾益气，利水渗湿；桂枝调和营卫，与茯苓、白术相配稳定心脉；黄连清心火以安神；制远志宁心安神；地龙、僵蚕活血化痰，通行血脉；生山楂入血分，除了消食化积亦可活血化瘀；三七粉活血定痛，止血补虚。三诊患者服用前方后病情平稳。现情绪对胸闷胸痛的影响较大，遂用前方进退：党参换为质润温和的太子参；去姜半夏、黄连，加竹茹，在化痰的同时增强清热除烦的作用；去桂枝、三七，加石菖蒲、郁金，在化痰活血的基础上，增加开窍行气的作用；加柴胡疏肝解郁，调节少阳气机。

四诊时患者遗留心慌、便溏等症状。舌淡胖、齿痕为脾虚之象，苔白厚说明热象已除，尚有湿邪，脉弦滑亦为湿邪征兆。治以健脾安神，活血行气。前方进退：太子参换为补气健脾较强的党参，加炙甘草缓急补中，与茯苓、白术成四君子汤之意；加神曲促进消化，减少脾胃负担；去柴胡、枳壳，加木香，增强行气健脾的作用；热象已除，痰瘀不明显，去竹茹、石菖蒲、郁金；加酸枣仁，与远志同用，增强安神、补心养肝的作用。

（李金懋、白芳芳整理）

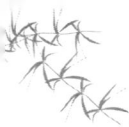

案例十四 冠心病之痰瘀滞络证案

李某，女，51 岁，2017 年 7 月 7 日初诊。

主诉：后背疼痛 5 年。

现病史：患者于 5 年前劳累后出现后背疼痛，曾于某医院就诊，行 CT 检查示血管狭窄及混合斑块。现症见：前胸后背持续性疼痛，生气后出现胸闷、心慌，心烦急躁，口苦，恶心，眠差。

既往史：高脂血症。

望闻切诊：舌胖大，有齿痕，舌质暗，苔黄白相间，脉沉滑。舌下脉络可。

辅助检查：冠脉 CT（2017 年 6 月 7 日）：旋支中段轻度狭窄伴混合性斑块，狭窄 30%～40%。生化：总胆固醇（TC）6.98mmol/L，极低密度脂蛋白（VLDL）3.88mmol/L。

西医诊断：冠心病。

中医诊断：胸痹心痛。辨证分型：痰瘀滞络证。

处方如下：

| 胆南星 6g | 陈皮 10g | 茯苓 15g | 茯神 30g |
| 石菖蒲 10g | 郁金 15g | 醋延胡索 10g | 炒川楝子 10g |
| 首乌藤 45g |

10 剂，日 1 剂，水煎分 2 次服。

2017 年 8 月 18 日二诊：服药后患者后背疼痛、便秘减轻；近日情绪波动后胸闷明显，仍有心慌，心烦急躁，口苦，恶心，纳可，眠差。舌胖大，有齿痕，舌质淡暗，苔黄厚，脉沉滑。舌下脉络可。处方如下：

| 胆南星 6g | 陈皮 10g | 茯苓 15g | 茯神 30g |

石菖蒲 10g   郁金 15g   醋延胡索 10g   炒川楝子 10g

首乌藤 45g   黄连 6g   生龙骨 15g   茵陈 15g

麸炒枳壳 10g   玫瑰花 15g

10 剂，日 1 剂，水煎分 2 次服。

按：患者行冠脉造影检查，冠心病诊断明确。其主要表现为劳累后后背疼痛，属于中医学"胸痹心痛"范畴。患者年过半百，脾胃功能逐渐减退，肝肾逐渐亏虚；围绝经期的女性激素水平处于转折时期，容易引发情绪波动。患者脾胃不足，运化失司，痰湿内生，阻滞心脉，引起血瘀，则成痰瘀互结之证。不通则痛，则有后背疼痛；痰瘀阻滞气机，生气后气机更为不畅，则会出现胸闷、心慌等表现。痰、瘀、气郁而化热，扰动肝火，则有心烦急躁、口苦、寐差等症状。舌胖大有齿痕为脾虚之征，苔黄白相间有化热趋势，脉沉滑为脾虚湿盛的表现。

初诊治以健脾化痰，活血行气。天南星与半夏同族，有较强的燥湿化痰作用，用猪胆汁炮制之后药性由热转寒，可清热燥湿化痰，是治疗痰热之要药，同时猪胆汁可清泻肝胆，对于该患者痰热兼有肝火的情况恰到好处；陈皮燥湿化痰，理气宽中；茯苓健脾渗湿，与茯神同用，可增强健脾的作用，又可增加宁心安神的功效；石菖蒲、郁金开窍化痰，活血行气；川楝子疏肝清热，且无劫肝阴之虞；延胡索活血行气又能止痛，可搭配郁金活血，又可搭配川楝子、陈皮行气；首乌藤与茯神搭配，用来宁心安神。

二诊时患者胸闷仍与情绪关系密切，尚有心烦急躁、口苦、恶心、寐差等症状。舌苔转为黄厚，热象更为明显。治疗上加大清热安神、疏肝理气的力量：在原方基础上加黄连清泻心火；加

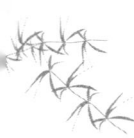

生龙骨重镇安神、平肝潜阳，与首乌藤、茯神相配治疗寐差；加
茵陈清利湿热；加枳壳与陈皮相配，增强行气宽中的作用；加玫
瑰花与川楝子、郁金相配，增强疏肝解郁的作用。

（李金懋、白芳芳整理）

第三节　心律失常验案

案例一　室性期前收缩之痰热扰心证案

胡某，男，34 岁，2016 年 10 月 14 日初诊。

主诉：心慌伴恶心 1 天。

现病史：患者 1 天前开车时出现心慌伴恶心，头沉，休息后
无明显缓解，未诊治。平素纳眠可，二便正常。现症见：心中
紧闷感，心慌恶心，昨晚睡眠差，无其他不适。门诊血压右侧
135/100mmHg，左侧 125/80mmHg。

既往史：颈椎病。

个人史及家族史：否认吸烟饮酒史，否认相关家族病史。

过敏史：青霉素过敏。

望闻切诊：舌质红，苔白腻，脉滑数。

辅助检查：心电图：偶发室性期前收缩，部分 ST 段改变。
颈部平片：颈椎生理弯曲消失，局部后突改变，棘突顺列欠佳。
心动超声：左室假腱索。尿常规：酮体（++）。

西医诊断：室性期前收缩。

中医诊断：心悸。辨证分型：痰热扰心证。

处方如下：

黄连 6g	姜半夏 6g	陈皮 10g	茯苓 15g
竹茹 12g	麸炒枳壳 10g	石菖蒲 10g	郁金 15g
葛根 30g	川芎 10g	泽泻 15g	麸炒白术 10g

7 剂，日 1 剂，水冲分 2 次服。

2016 年 10 月 21 日二诊：心慌伴恶心、心中紧闷感消失。望闻切诊：舌质暗，苔白腻，脉滑数。尿常规：酮体（－）。糖化血红蛋白（HbA1c）正常。予原方继服 7 剂。

2016 年 10 月 28 日电话随访，患者所有不适症状消失且未复发，建议低脂规律饮食，多运动。

按：此患者病程短，起病急，结合舌苔、脉象及症状，辨证为痰热扰心，李平教授应用连夏宁心方清热化痰、宁心安神。此方是李平教授在中医经典理论"心主血脉、神明"论的指导下，经过 20 余年的临床实践和研究，由温胆汤化裁，从"痰阻脉络""热扰心神"的病理环节出发，确立清心化痰法而研制出的。方中黄连、姜半夏、竹茹清热化痰；陈皮理气化痰；枳壳行气祛痰；茯苓宁心利水；郁金活血行气清心；石菖蒲祛痰活血醒神；泽泻、白术祛湿化痰。全方共奏清心化痰、宁心安神之效。因患者合并有颈椎病，故方中加入葛根、川芎以活血化瘀通络。全方标本兼治，合用使痰热得清，心神则宁，诸症自除。此外，患者初诊时尿常规中酮体（++），既往无糖尿病病史，近日饮食不规律，西医学考虑患者为饥饿性酮症，患者出现恶心不除外与酮症相关，嘱患者规律饮食，营养均衡，多饮水促进酮体排出。复诊时复查尿常规酮体转阴，且糖化血红蛋白正常。本案提示我们，临证中需要有中西医结合诊疗疾病的思路和方法。

（赵佳慧、赵芸、白芳芳整理）

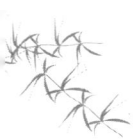

案例二 窦性心动过速之痰热扰心证案

徐某，男，54岁，2016年1月4日初诊。

主诉：间断心慌5年，加重1个月。

现病史：患者5年前无明显诱因出现心慌，就诊于安贞医院，查心电图、心肌酶等未见异常，未予治疗；1个月前心慌加重，情绪激动后明显，伴有失眠，服用养心定悸胶囊6粒，日2次，七叶神安分散片2片，日3次，百乐眠胶囊4粒，日2次，间断服用疏肝解郁胶囊，效果不明显。现症见：心慌，失眠，入睡困难，多梦，醒后不易入睡，头晕，间断胸闷、气短，胸前区及后背时有疼痛，乏力，易受惊吓，口干，思虑过度，胃脘堵闷，纳差，便溏。

既往史：高血压病史20年，最高达160/100mmHg，现服用厄贝沙坦1片，日2次，苯磺酸左旋氨氯地平片半片，日1次。

个人史及家族史：父母均患高血压。

望闻切诊：舌红，苔黄厚腻，舌下脉络可，脉弦滑。

辅助检查：心电图：心动过速。2014年2月26日安贞医院24小时动态心电图：窦性心动过速，ST段压低。腹部超声：肝左叶囊肿，副脾。超声心动：左室舒张功能减低。双侧肾动脉超声：未见异常。甲功五项：未见异常。

西医诊断：窦性心动过速。

中医诊断：心悸。辨证分型：痰热扰心证。

处方如下：

黄连 6g	姜半夏 6g	陈皮 10g	茯苓 15g
竹茹 12g	麸炒枳壳 10g	石菖蒲 10g	郁金 15g
首乌藤 45g	琥珀 10g	北柴胡 10g	佛手 10g
香橼 10g			

7 剂，日 1 剂，水煎分 2 次服。

2016 年 1 月 11 日二诊：患者服药后心慌、失眠、不思饮食等症状均较前好转，自诉近 2 日出现两胁疼痛不适，偶有头晕，仍晨起口干，胃脘堵闷，大便溏。望闻切诊：舌红，苔黄厚腻，舌下脉络可，脉弦滑。处方如下：

黄连 10g	炒半夏曲 6g	陈皮 10g	茯苓 15g
竹茹 10g	枳壳 10g	石菖蒲 10g	郁金 10g
首乌藤 45g	炒苍术 10g	炒白术 15g	车前草 10g
琥珀粉 3g	红景天 6g	人参叶 6g	

7 剂，日 1 剂，水煎分 2 次服。

按：此患者心悸每于情绪激动后诱发或症状加重，情志不舒，肝郁化火，煎熬津液为痰，痰火扰心，心神失守发为心悸；邪火扰动心神，心神不安发为不寐、多梦；痰热郁结于胸，出现胸闷、气短、头晕等症状。结合患者舌苔、脉象，其证属痰热，治法应清化痰热，故本案例以黄连温胆汤以清热燥湿、化痰和中，在此基础上加石菖蒲、郁金化痰，柴胡、佛手、香橼等药物理气。二诊时患者心慌、失眠、不思饮食情况好转，仍有大便溏、胃脘堵闷，头晕、口干等症皆为中焦湿盛，气机阻滞所致，故在上方中加苍术、白术健脾燥湿，车前草利小便以实大便，加用红景天、人参叶扶助正气以助祛邪外出。

（赵佳慧、赵芸、白芳芳整理）

案例三　室性期前收缩之痰火扰心，瘀血阻络证案

陈某，女，57 岁，2016 年 4 月 1 日初诊。

主诉：间断心慌 10 年，加重 1 个月。

现病史：10 年来患者间断出现心慌，曾于博爱医院就诊，查

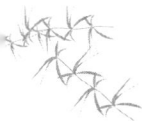

心电图提示心律不齐、室性期前收缩，予心得安治疗，症状可缓解。近 1 个月来无明显诱因心慌加重，频发，持续时间延长，就诊于天通苑附近某医院，给予稳心颗粒、益心舒胶囊、丹参滴丸，症状缓解不明显。刻下症见：心慌，胸闷，脑鸣，眠差，入睡困难，大便正常。

既往史：糖尿病病史 16 年，现服用格列美脲早 3mg，晚 2mg。

望闻切诊：舌红，苔黄厚腻，脉滑数。

辅助检查：自述超声心动、颈部血管超声无明显异常。

西医诊断：室性期前收缩。

中医诊断：心悸。辨证分型：痰火扰心，瘀血阻络证。

处方如下：

黄连 6g	姜半夏 6g	陈皮 10g	茯苓 15g
竹茹 12g	麸炒枳壳 10g	石菖蒲 10g	郁金 15g
首乌藤 45g	三七 10g	川芎 10g	地龙 15g
土鳖虫 10g			

7 剂，日 1 剂，水煎分 2 次服。

2016 年 4 月 8 日二诊：患者心慌减轻，持续时间减少，仍有脑鸣，入睡困难，门诊血压 90/60mmHg。望闻切诊：舌体胖大，舌红，苔黄厚腻，脉滑数。处方如下：

黄连 6g	姜半夏 6g	陈皮 10g	茯神 60g
竹茹 12g	麸炒枳壳 10g	石菖蒲 10g	郁金 15g
首乌藤 45g	三七 10g	川芎 10g	地龙 15g
土鳖虫 10g	刺五加 60g		

14 剂，日 1 剂，水煎分 2 次服。

2016 年 4 月 25 日电话随诊，患者自诉诸症好转。

　　按：李平教授查看患者后认为此患者体型偏胖，加之其又喜甜食，舌体胖大，脉滑数，考虑患者为痰湿体质。痰浊郁久化热，痰火上扰心神，加之患者病久，久病入络成瘀，瘀血阻络，心失濡养发为心悸。痰阻中焦，气失宣降，故可见胸闷。痰火上扰心神，故可见眠差，平素性情急躁。此病例是较为典型的痰热证，故选用黄连温胆汤加味以清化痰热。黄连温胆汤具有清化痰热之功效，黄连可清上焦之热；半夏辛温，燥湿化痰，竹茹甘而微寒，清热化痰，二者相合，化痰和胃；陈皮理气行滞，燥湿化痰；枳壳降气导滞。考虑该患者久病入络成瘀，故在黄连温胆汤的基础上联合活血逐瘀之品，其中选用了地龙、土鳖虫等虫类药。虫类药为血肉有情之品，祛瘀而不伤正，整体兼顾。二诊时患者心慌症状好转，但舌苔、脉象仍为痰热征候，故二诊仍以黄连温胆汤为法，患者仍有入睡困难，在此基础上加刺五加60g。刺五加入心、脾二经，可安心神，益神志。

（赵佳慧、赵芸、白芳芳整理）

案例四　室性期前收缩之痰热扰心证案

　　初某，女，62岁，2016年9月12日初诊。

　　主诉：间断心慌4年，加重1个月。

　　现病史：4年来患者每于劳累与情绪急躁后出现心慌，曾于安贞医院、北京中医医院及我院就诊，曾检查24小时动态心电图示频发室性期前收缩，给予盐酸普罗帕酮，每日1～3次，以及中药汤剂治疗，服药后无明显好转。1个月前患者无明显诱因自觉心悸加重，伴见气短胸闷，善太息，平素入睡困难，多梦，梦境恐怖。

　　既往史：4年前腰椎间盘突出，于东直门医院行手术治疗；

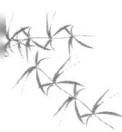

长期服用佐匹克隆，服用时间长达 3 年之久。

望闻切诊：舌红，苔黄腻，脉沉滑。

西医诊断：室性期前收缩。

中医诊断：心悸。辨证分型：痰火扰心证。

处方如下：

黄连 6g	姜半夏 6g	陈皮 10g	茯苓 15g
竹茹 12g	麸炒枳壳 10g	石菖蒲 10g	郁金 15g
首乌藤 45g	三七 10g	生龙骨 15g	生牡蛎 15g

7 剂，日 1 剂，水煎分 2 次服。

2016 年 9 月 19 日二诊：患者自觉心慌较前好转，胸中畅快，胸闷气短好转，睡眠仍需西药辅助，不易入睡，近两日噩梦未作，余未诉不适。望闻切诊：舌红苔黄，中有裂纹，舌下脉络瘀，左脉滑，右脉弦细。处方如下：

生黄芪 30g	太子参 30g	茯苓 15g	茯神 30g
川芎 10g	柏子仁 30g	当归 10g	制远志 10g
北柴胡 10g	醋五味子 10g	酸枣仁 30g	

7 剂，日 1 剂，水煎分 2 次服。

按：李平教授认为此患者每于劳累或情绪激动后出现心悸，无论是劳倦伤脾还是心气郁结，均会暗伤阴血，不能养心而发为心悸。纵观患者舌苔、脉象，患者虽有心血暗耗之伤，但仍有痰热扰神之标，故在治疗时应先清化痰热，以防助湿生热而痰热更甚。本案例仍以清化痰热的代表方剂——黄连温胆汤为主方。方中半夏、陈皮燥湿化痰，陈皮健脾祛湿，竹茹、黄连清化痰热，枳壳调畅气机，在此基础上加重镇安神之龙骨、牡蛎。对于痰热证候的治疗，李平教授首选黄连温胆汤加味以清化痰热，但此患者病程较久，虽有痰热证候，但久病定会伤津耗血，故此患者虽有实证，究其根本为本虚标实之证，经过清化痰热后患者本虚——气血亏虚即表露出来。《丹溪心法》云："人之所主者心，心之所养者血，心血一虚，神气不守，此惊悸之所肇端也。"故李平教授认为，当痰热证候祛除后，应当固其本，心阴虚可予生脉饮加味，心气血亏虚可予归脾汤加味。此患者复诊时呈现气血两虚之证，故予归脾汤补益气血以安神定志。

（赵佳慧、赵芸、白芳芳整理）

案例五 窦性心律过速之痰火扰心证案

宫某，女，38 岁，2016 年 4 月 22 日初诊。

主诉：胸闷、气短 1 周。

现病史：患者 1 周前无明显诱因出现胸闷、气短，心电图示窦性心动过速。现症见：胸闷、气短痰多，焦虑，失眠，二便调。

既往史：既往体健。

望闻切诊：舌质暗，苔黄腻，舌下脉络瘀滞细暗，脉弦滑。

西医诊断：窦性心律过速。

中医诊断：心悸。辨证分型：痰火扰心证。

处方如下：

黄连 6g	姜半夏 6g	陈皮 10g	茯苓 15g
竹茹 12g	麸炒枳壳 10g	石菖蒲 10g	郁金 15g
首乌藤 45g	红景天 15g	生山楂 15g	地龙 15g

7 剂，日 1 剂，水冲分 2 次服。

2016 年 4 月 29 日二诊：药后患者胸闷、气短症状所好转，舌质暗，苔薄黄，舌下脉络瘀滞细暗，脉弦数。处方如下：

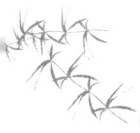

北柴胡 10g　　黄芩 10g　　　太子参 15g　　生龙骨 15g

生牡蛎 15g　　炒栀子 10g　　淡豆豉 10g　　麦冬 15g

醋五味子 10g　红景天 30g　　琥珀 10g　　　柏子仁 15g

郁金 15g　　　川芎 10g

7 剂，日 1 剂，水冲分 2 次服。

后患者未再就诊，电话随访，患者所有不适症状消失且未复发，复查心电图已正常。

按：李平教授诊察患者后，考虑患者平素嗜食膏粱厚味、煎炸炙煿，蕴热化火生痰，或伤脾滋生痰浊，痰火扰心而致心悸；痰火郁滞心脉，痰瘀互结发为胸闷、气短；加之肝气郁滞，气郁化火，痰火互结，上扰心神，引发焦虑、失眠。舌质暗，苔黄腻，舌下脉络瘀滞细暗，脉弦滑亦为痰热兼瘀之征。故本案例辨证为痰火扰心。《景岳全书·怔忡惊恐》记载："怔忡之病，心胸筑筑振动，惶惶惕惕，无时得宁者也……此证惟阴虚劳损之人乃有之，盖阴虚于下，则宗气无根，而气不归源，所以在上则浮撼于胸臆，在下则振动于脐旁，虚微者动亦微，虚甚者动亦甚。凡患此者，速宜节欲节劳，切忌酒色。"结合患者舌脉辨证，初诊时使用黄连温胆汤加减，方用黄连、姜半夏、竹茹清热化痰，枳壳行气祛痰，茯苓宁心利湿，郁金、石菖蒲化浊开窍，首乌藤安心养神，生山楂、地龙活血通络；复诊时患者胸闷、气短等症均已缓解，根据舌脉变化，痰热得清，予以柴胡龙骨牡蛎汤合生脉饮加减以益气养阴、疏肝调神，药用生龙骨、生牡蛎镇静安神、滋阴潜阳，柏子仁、琥珀养心安神，柴胡、黄芩疏肝理气，太子参、麦冬、五味子、红景天益气养阴，并辅以郁金、川芎行气活血。全方合用，痰热得清，肝火得降，心神安宁，心脉畅通而诸症自安。

（齐玲怡、白芳芳整理）

案例六　室性期前收缩之心肝火旺证案

高某，男，48 岁，2014 年 3 月 3 日初诊。

主诉：心慌伴后持续性背痛 1 月余。

现病史：患者 1 个多月前劳累熬夜，近来工作紧张引起心慌，后背疼痛连及左侧腹部。心电图：窦性心动过速，频发室性期前收缩。甲状腺功能检查：正常。心脏彩超：心内结构未见异常。患者现在口服琥珀酸美托洛尔、辛伐他汀、益心舒胶囊，症状有所减轻，现仍有心烦，气短，后背痛，饮食如常，睡眠容易醒，项部不适，二便正常。

既往史：高脂血症。

个人史：无烟酒嗜好。

望闻切诊：舌质红，舌苔薄白略腻，脉略数。

西医诊断：室性期前收缩。

中医诊断：心悸。辨证分型：心肝火旺证。

处方如下：

北柴胡 10g	赤芍 15g	麸炒枳壳 10g	炙甘草 10g
生龙骨 15g	生牡蛎 15g	煅磁石 30g	片姜黄 10g
葛根 15g	炒栀子 10g	淡豆豉 10g	玫瑰花 15g
玳玳花 15g			

7 剂，日 1 剂，水冲分 2 次服。

2014 年 3 月 10 日二诊：药后患者自觉心悸、气短、后背痛、易醒好转，心烦，饮食如常，项部不适，手心汗多而凉，二便正常，舌质红，舌苔薄白略腻，脉略数。上方加百合 30g，浮小麦

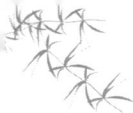

60g，淡竹叶 10g。14 剂，日 1 剂，水冲分 2 次服。

2 周后随访，患者诉服药后心烦、心悸未作，手心汗出减少，未诉其他不适。

按：本例患者因工作紧张劳累熬夜后引发的心悸、气短、后背痛，观其舌苔、脉象，属心肝火旺证，在治疗上予以柴胡疏肝散加减并栀子豉汤合方治疗。方中柴胡疏肝理气；生龙骨、生牡蛎、煅磁石镇静安神；栀子豉汤除烦清心火；玫瑰花、玳玳花疏肝解郁；患者后背痛，故加葛根、片姜黄疏筋行气止痛。复诊时，患者出现手心汗出多而凉，属心火旺，心气阴不足，故加百合、淡竹叶清心火以滋养心阴，浮小麦用以止汗。心主血脉藏神，在治疗心系疾病过程中，李平教授重视调神，患者易紧张、睡眠不佳、易醒等心神不安之证，重用磁石以重镇安神，神安则心安。同时汗为心之液，血汗同源，患者出汗较多，易耗损心阴，所以复诊加用大剂量浮小麦敛汗，百合养心阴，从而疗效显著。

（马良梅、白芳芳整理）

案例七　房性期前收缩之肝郁气滞证案

田某，女，53 岁，2014 年 4 月 25 日初诊。

主诉：心慌时作 4 个月，加重 1 天。

现病史：患者 4 个月来出现心慌，伴有胸闷、气短，每于紧张时加重，活动后减轻，1 天前心慌再次发作，伴有胸闷短气，不饮食可，睡眠可。

既往史：既往体健。

个人史及家族史：40 岁绝经；父亲因脑出血去世；母亲因冠心病心力衰竭去世。

望闻切诊：舌质红，苔薄白，脉沉弦。

辅助检查：心电图示偶发房性期前收缩，T 波改变。

西医诊断：房性期前收缩。

中医诊断：心悸。辨证分型：肝郁气滞证。

处方如下：

北柴胡 10g	麸炒枳壳 10g	白芍 15g	炙甘草 10g
生山楂 15g	玫瑰花 15g	玳玳花 15g	生龙骨 15g
生牡蛎 15g	醋香附 10g		

7 剂，日 1 剂，水煎分 2 次服。

2014 年 5 月 5 日二诊：患者自觉心慌症状明显减轻，近两日出现口干口苦，偶有胸闷。望闻切诊：舌质红，体胖大，苔薄白，脉沉滑。处方如下：

北柴胡 10g	麸炒枳壳 10g	白芍 15g	炙甘草 10g
生山楂 15g	玫瑰花 15g	玳玳花 15g	生龙骨 15g
生牡蛎 15g	醋香附 10g	茯苓 15g	黄连 6g
姜半夏 6g	陈皮 10g	竹茹 12g	首乌藤 45g
石菖蒲 10g	郁金 15g		

7 剂，日 1 剂，水冲，分 2 次服。

服药后患者心慌缓解，口干口苦减轻，上方继服 14 剂。

按：肝主疏泄，调畅气机。肝气条达，则五脏之气皆顺。肝气郁结，气滞血瘀，心神失养，则发为心悸；气失条达，故出现胸闷、气短。结合患者舌苔、脉象，其证属肝郁气滞，故选用柴胡疏肝散加味减。对于肝郁气滞的女性，李平教授喜用玫瑰花、玳玳花理气活血、疏肝理气，以助肝之条达。二诊时患者出现痰热征象，故在柴胡疏肝散的基础上加黄连温胆汤加减，疏肝解郁，清热化痰，诸药合奏，缓解患者症状。

（赵佳慧、赵芸、白芳芳整理）

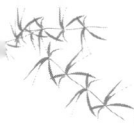

案例八 阵发性房颤之痰热扰心，瘀阻心脉证案

康某，女，74 岁，2016 年 10 月 31 日初诊。

主诉：间断房颤 3 年，加重伴心慌 1 周。

现病史：患者 3 年前劳累后出现心慌不适，汗出，后在当地医院就诊，诊断为阵发性房颤，当时未予重视，在家休息后症状缓解。近 1 周来，患者心慌不适明显加重，胸闷，心神不宁，心率最快可达 120 次 / 分，恐惧胆怯，情绪低落，夜间汗出，自觉身热，偶有口苦口干，无发热恶寒，食纳一般，睡眠差，多梦易醒，二便调。

望闻切诊：体质偏瘦，舌暗红，苔薄黄腻，舌下脉络可见瘀点，脉结代。

西医诊断：阵发性房颤。

中医诊断：心悸。辨证分型：痰热扰心，瘀阻心脉证。

处方如下：

黄连 6g	姜半夏 6g	陈皮 10g	茯苓 15g
竹茹 12g	麸炒枳壳 10g	石菖蒲 10g	郁金 15g
首乌藤 45g	醋五味子 10g	醋煅紫石英 30g^{（先煎）}	
生龙齿 30g^{（先煎）}	三七粉 3g^{（冲服）}	龙血竭 1.5g^{（冲服）}	

7 剂，日 1 剂，水煎分 2 次服。

2016 年 11 月 7 日二诊：患者服上药后病情好转，心慌胸闷症状减轻，心率加快频次较前减少，约每分钟 80 次，睡眠质量较前明显改善，口苦口干减轻，食纳可，二便调，余无明显不适。望闻切诊：舌暗红，苔薄腻，水滑，舌下脉络可见瘀点，脉结代。处方如下：

黄连 6g	橘红 10g	陈皮 10g	茯苓 15g
竹茹 12g	麸炒枳壳 10g	石菖蒲 10g	郁金 15g

柏子仁 30g　　　醋五味子 10g　醋山甲 6g　　　瓜蒌 15g

14 剂，日 1 剂，水煎分 2 次服。

2016 年 11 月 21 日三诊：患者服上药后心慌等症状继续减轻，多梦易醒症状消失，但仍有心神不宁，近 1 周自觉倦怠乏力，饮食欠佳，睡眠可，小便可，大便不成形，余无明显不适。望闻切诊：舌暗红，苔薄黄，舌下脉络可见瘀点，脉结代。处方如下：

党参 15g　　　茯苓 15g　　　麸炒白术 10g　炙甘草 6g

麸炒薏苡仁 15g　砂仁 6g^{（后下）}　山药 15g　　　柏子仁 15g

红景天 15g　　　酒黄精 10g

7 剂，日 1 剂，水煎分 2 次服。

2016 年 11 月 28 日四诊：药后患者偶有心慌不适症状，仍觉疲劳乏力，饮食、睡眠、二便可。望闻切诊：舌暗红，苔薄黄，舌下脉络可见瘀点，脉结代。处方如下：

党参 15g　　　茯苓 30g　　　麸炒白术 10g　炙甘草 6g

麸炒薏苡仁 15g　砂仁 6g^{（后下）}　山药 30g　　　柏子仁 15g

红景天 15g　　　酒黄精 10g　　三七粉 3g^{（冲服）}　龙血竭 1.5g^{（冲服）}

7 剂，日 1 剂，水煎分 2 次服。

药后随访，患者病情稳定，疲劳乏力症状改善，暂未再发心慌不适症状。

按： 本案阵发性房颤归属于中医学以"心悸怔忡"等范畴，其发病与痰、热、瘀、虚等病理特点密切相关，总属于本虚标实之证，标实者主要以痰热、血瘀为主，本虚者以气血阴阳亏虚为主。本案患者为老年女性，结合病史症状初期可诊断为痰热内扰、瘀阻心脉之心悸，也是临床较为常见的证型。《医学正传》记载："津液稠粘，为痰为饮，积久渗入脉中，血为之浊。"

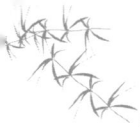

加之患者平素情绪欠佳,肝之疏泄不足,久郁易化为痰火,扰乱心神,遂生诸病。痰和瘀既是病理产物,又是致病因素。二者皆为气血代谢异常而致,它们在病理上的相互影响与其致病特点密切相关。本案一诊、二诊采用清代陆廷珍《六因条辨》黄连温胆汤加减治疗。方中黄连清热燥湿、泻火除烦,为君药。现代药理研究表明,黄连的主要提取物小檗碱亦有抗心律失常的作用。初诊时患者诉平素易恐惧胆怯、多梦易醒、心神不宁,遂加入首乌藤、醋煅紫石英、生龙齿三药共奏镇惊安神、清热除烦之功。在方中酌情加入三七粉、龙血竭活血化瘀之药,化痰兼予化瘀,方能涤除痰热瘀毒,往往收效显著,事半功倍。三诊时患者心慌等主症明显减轻,但仍有心神不宁,出现倦怠乏力、饮食欠佳、大便不成形等症状。痰浊的形成虽与诸脏相关,但关键在脾。《丹溪心法》谓:"治痰法:实脾土,燥脾湿,是治其本也。"故痰饮为患,宜标本兼治。本案患者仍属本虚之证,且痰热等标实之征明显缓解,遂改用参苓白术散加减治疗,以巩固疗效。本案初期以清热化痰、镇惊安神、活血化瘀以治标,后期以健脾益气、燥湿化痰以治本,标本兼职,攻补兼施,使患者症状得以明显改善。

(赵佳慧、赵芸、白芳芳整理)

案例九 室上性期前收缩之气血不足,痰瘀滞络证案

谭某,女,52岁,2016年2月15日初诊。

主诉:心悸、失眠多梦半年余。

现病史:半年前患者无明显诱因出现心悸、失眠多梦,伴胸闷心慌,于北京中医医院查心电图示频发室上性期前收缩。现症见:心悸,失眠多梦,头晕,伴胸闷心慌,周身不适感,月经

量多。

既往史：乳腺、甲状腺结节；子宫肌瘤；高血压病史，最高达 150/90mmHg，现服用厄贝沙坦 75mg，日 1 次，血压维持在 120/75mmHg 左右；高脂血症病史，现服用立普妥 1 片，晚 1 次。

家族史：父亲高脂血症、高血压。

望闻切诊：舌质暗，苔薄白腻，舌下脉络可，脉弦滑数。

西医诊断：室上性期前收缩。

中医诊断：心悸。辨证分型：气血不足，痰瘀滞络证。

处方如下：

人参叶 6g	红芪 10g	荷叶 10g	竹茹 10g
陈皮 10g	葛根 10g	郁金 10g	首乌藤 30g
珍珠母 15g	琥珀粉 3g		

7 剂，日 1 剂，水冲分 2 次服。

2016 年 2 月 22 日二诊：药后患者失眠、多梦较前略有缓解，现仍有头晕，伴胸闷心慌，心烦气急，烘热汗出，舌质暗，苔薄白腻，舌下脉络可，脉弦滑数。处方如下：

熟地黄 15g	山药 10g	山茱萸 10g	茯苓 10g
茯神 30g	牡丹皮 10g	琥珀粉 3g	珍珠粉 0.3g
人参叶 6g	滇鸡血藤 15g	首乌藤 15g	柴胡 10g
泽泻 15g	百合 30g	浮小麦 30g	

7 剂，日 1 剂，水冲，分 2 次服。

2016 年 2 月 29 日三诊：药后患者心烦气急、烘热汗出较前缓解，现睡眠中出现心慌，仍有头晕，伴胸闷心慌、头颈部憋胀感，舌质暗，苔薄白腻，舌下脉络可，脉弦滑数。处方如下：

人参叶 6g	柴胡 10g	白芍 10g	枸杞子 30g
茯神 30g	五味子 10g		

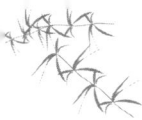

7剂，日1剂，水冲分2次服。

按：本例患者心悸，失眠多梦，伴见胸闷心慌，头晕，月经量多，舌质暗，苔薄腻，实属痰瘀滞络，气血不足，心神失养所致。在治疗上，李平教授注重治病心术于本，以益气补血、安神养心固本为法。方中人参叶补气益肺，清利头目。红芪益气补血。首乌藤、琥珀粉、珍珠母均为临床中治疗失眠的良药，首乌藤以养血安神，珍珠母以定悸安神，琥珀粉以镇心安神。在药物剂量上，李平教授有自己的特色，首乌藤治疗失眠均在30～45g不等，此方中首乌藤30g。固本的同时，活血化瘀以治标，用竹菇清热化痰，郁金活血化瘀，防止痰瘀阻络发生心悸。从二诊情况可看出，患者失眠、多梦较前明显缓解。因患者心烦起急，烘热汗出，年龄处于女性更年期阶段，肾阴亏损，心肾不交，心阴不足，故在六味地黄滋补肾阴的基础上，加百合、浮小麦以养心阴，益心气，安心神，除烦热止汗。7剂后，患者心烦气急、烘热汗出较前缓解，但仍有睡眠中心慌、胸闷、头颈部憋胀感，继以养心安神，益气养阴方药治疗。方中柴胡、枸杞子疏肝养阴；白芍缓急止痛；人参叶益气，清利头目；茯神养心安神；五味子宁心安神。7剂后，患者愈。

（马良梅、白芳芳整理）

案例十　房性期前收缩之痰热扰心证案

田某，女，71岁，2013年8月30日初诊。

主诉：心慌时作7年。

现病史：患者7年前出现夜间心慌明显，心率90～100次/分，于阜外医院查动态心电图示房性期前收缩、短阵房性心动过速，曾服用比索洛尔、稳心颗粒、黛力欣及中药治疗，效不显。现症见：心前区及后背部时有疼痛，心慌时作，睡眠差，纳可，二便正常。

既往史：肺结核 30 年，系统治疗，现已愈；30 年前外伤导致耳聋，具体不详。

望闻切诊：舌质红，苔白微腻，有裂纹，舌下脉络稍有瘀滞，脉数。

辅助检查：血常规、甲状腺功能、生化、心动彩超均未见明显异常。

西医诊断：房性期前收缩，房性心动过速。

中医诊断：心悸。辨证分型：痰热扰心证。

处方如下：

黄连 6g	姜半夏 6g	陈皮 10g	茯苓 15g
竹茹 12g	麸炒枳壳 10g	石菖蒲 10g	郁金 15g
首乌藤 45g			

7 剂，日 1 剂，水冲分 2 次服。

2013 年 9 月 9 日二诊：睡眠较前好转，可睡 3～4 小时，仍感心慌时作，夜间心慌明显，心率 75 次 / 分，口苦，腰膝酸软，乏力，纳可，二便正常。望闻切诊：舌质红，苔白微腻，体胖大有裂纹，舌下脉络稍有瘀滞，脉数。辅助检查：电脑多导联心电图（2013 年 9 月 9 日）示部分 ST 段低平，血常规、甲状腺功能、生化、心动彩超均未见明显异常。处方如下：

黄连 6g	肉桂 10g	生山楂 30g	桑椹 15g
酒女贞子 15g	白芍 15g	川芎 10g	葛根 15g
麦冬 10g	醋五味子 10g	生龙骨 15g	生牡蛎 15g

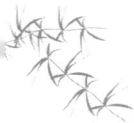

煅磁石 15g　　　珍珠母 15g

7 剂，日 1 剂，水冲分 2 次服。

按：心悸病位在心，但与肝、脾、肺、肾四脏功能失调密切相关。肾属水，心属火，二者相济，脏腑阴阳平衡；肾阴亏虚，则肾水不能上济心火，加重心悸。此患者初诊时为痰热证，李平教授应用连夏宁心汤治疗后，痰热已去，但仍有心慌，二诊时结合舌苔、脉象及症状，辨证为心肾不交，治疗上以交通心肾为主。方中仍以黄连清心火，化痰热；肉桂引火归原；女贞子、桑椹、白芍滋肾水，补肝肾；生龙骨、生牡蛎、煅磁石、珍珠母以镇静安神、滋阴潜阳；川芎、葛根以活血化瘀；生山楂消积化滞，兼以活血通络；麦冬、五味子养阴益气生津。全方合用，交通心肾，益气养阴，宁心安神，标本兼治，诸症自安。

（王萌超、赵芸、白芳芳整理）

案例十一　室上性心动过速之肾虚血瘀证案

朱某，女，53 岁，2015 年 12 月 18 日初诊。

主诉：间断心慌 3 年，加重 4 个月。

现病史：3 年前患者无明显诱因出现心慌，夜间、休息时明显，2015 年 8 月上症加重，患者未进行特殊治疗，今来我院门诊系统治疗。现症见：心慌、胸闷、气短，嗳气，烘热汗出，纳眠可。

既往史：既往体健。

个人史：49 岁绝经。

望闻切诊：舌胖暗，苔白，舌下脉络可，脉沉。

辅助检查：2015 年 12 月 18 日 24 小时动态心电图（Holter）：

短阵性室上性心动过速（最快心率 127 次 / 分，室上性期前收缩
45 次 /24 小时）。

西医诊断：室上性心动过速，室上性期前收缩。

中医诊断：心悸。辨证分型：肾虚血瘀证。

处方如下：

女贞子 15g	墨旱莲 15g	盐沙苑子 15g	枸杞子 15g
菊花 15g	地骨皮 10g	知母 15g	丹参 15g
川芎 10g	红花 10g	麸炒枳壳 10g	生龙骨 15g
生牡蛎 15g	远志 10g	益智仁 10g	

7 剂，日 1 剂，水冲分 2 次服。

2015 年 12 月 21 日二诊：患者服药后诉自觉心慌、胸闷、气
短明显缓解，继予前方治疗，7 剂，日 1 剂，水冲分 2 次服。

2015 年 12 月 28 日三诊：患者服药后心慌、胸闷、气短症状
基本消失，自诉近期尿频、尿急、小便黄。补充诊断：热淋。舌
暗，苔薄黄，舌下脉络可，脉沉。处方如下：

冬葵子 10g	车前草 15g	萹蓄 10g	瞿麦 10g
醋鸡内金 10g	麸炒枳壳 10g	白芍 15g	广金钱草 15g

14 剂，日 1 剂，水冲分 2 次服。

2 周后电话随访，患者诸症皆去，未诉特殊不适。

按：患者进入更年期，证属肾阴亏损，精血不足，结合舌
暗、脉沉及心慌夜间明显的特点，本证以肾虚兼血瘀为特征。肾
水不足，心火偏旺，心神不宁，则心慌；瘀血阻滞心脉则胸闷、
气短；肾阴亏损，虚热内生，阴不制阳，虚热内扰，故烘热汗
出。李平教授方用二至丸加味。二至丸具有补肾养肝的功效。方
中女贞子甘苦而凉，善能滋补肝肾之阴；墨旱莲甘酸而寒，补养

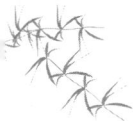

肝肾之阴，又凉血止血；枸杞子、益智仁善补肝肾而益精；菊花甘苦微寒，善疏风清热、平肝明目；川芎、丹参、红花活血化瘀；枳壳理气宽中；方中地骨皮、知母清热降火，退脏腑虚热，滋阴润燥；龙骨、牡蛎、远志镇心安神，使阳能固摄，阴能内守，而达阴平阳秘。患者复诊过程中，胸闷、心慌、气短等症状均消失，而出现热淋证，属急症，李平教授急则治标，选用清热泻火、利水通淋的八正散加减对证治疗，收效较好。故临床中关键在辨证准确，分清标本缓急，方能药到病除。

（冯伟、赵芸、白芳芳整理）

案例十二　心房颤动之气阴不足，瘀血阻络证案

李某，男，75岁，2017年3月20日初诊。

主诉：间断心慌5年，加重1年。

现病史：患者5年前无明显诱因出现心慌，就诊于安贞医院，查心电图诊断为房颤，给以速效救心丸、复方丹参滴丸、心律平等，症状未明显好转；近1年心慌发作频率增加，症状加重，就诊于安贞医院，给以倍他乐克、华法林后稍有缓解；后间断就诊于安贞及我院，中西医结合治疗，症状无明显变化。刻下症：胸闷，心慌，纳食可，二便正常。

既往史：高血压10年，最高达150/90mmHg左右，间断口服雅施达，血压控制不佳。

个人史：无异常。

望闻切诊：舌质淡暗，舌体胖大，苔白，干燥，有裂纹，脉滑。

西医诊断：心房颤动。

中医诊断：心悸。辨证分型：气阴不足，瘀血阻络证。

处方如下：

桃仁 10g	枳壳 10g	甘松 12g	太子参 10g
麦冬 15g	五味子 10g	当归 10g	生地黄 10g
红花 10g	赤芍 10g	柴胡 10g	煅紫石英 10g

7 剂，日 1 剂，水冲分 2 次服。

2017 年 3 月 27 日二诊：患者诉胸闷气短减轻，心慌发作频率减少，程度减轻，持续时间缩短，现稍有胃凉，纳眠可，二便正常，舌质淡暗，舌体胖大，苔白，干燥，有裂纹，脉和缓。门诊血压 152/75mmHg，心率 75 次 / 分。处方如下：

炙甘草 10g	党参 10g	桂枝 6g	麦冬 15g
熟地黄 10g	红花 10g	滇鸡血藤 10g	干姜皮 6g
大枣 10g	柏子仁 10g	甘松 12g	

14 剂，日 1 剂，水冲分 2 次服。

2017 年 4 月 11 日三诊：患者诉胸闷气短、胃凉消失，现仍有心慌发作，程度减轻，休息时减轻，纳眠可，二便正常，舌质淡暗，舌体胖大，苔白、干燥，有裂纹，脉和缓。门诊血压 135/80mmHg，心率 89 次 / 分。处方如下：

红景天 10g	煅紫石英 10g	生龙骨 10g	太子参 15g
麦冬 30g	五味子 10g	川芎 10g	红花 10g
甘松 12g	茯神 30g	丹参 30g	

7 剂，日 1 剂，水冲分 2 次服。

2017 年 4 月 18 日四诊：患者现偶有胸闷气短，仍时有心慌，口干，纳少，眠可，二便正常。舌质淡暗，舌体胖大，苔白、干燥，有裂纹，脉和缓。血栓风险评估评分为 5 分。处方如下：

生地黄 15g	柏子仁 15g	煅牡蛎 15g	龟甲 15g

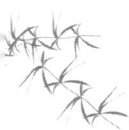

鳖甲 10g　　　　白芍 20g　　　　麦冬 15g　　　　丹参 15g

红花 10g

7剂，日1剂，水冲分2次服。

2017年4月25日五诊：患者胸闷气短、胃凉消失，现仍有心慌发作，程度减轻，休息时减轻，纳眠可，二便正常。舌质略红，舌苔白，有裂纹，脉搏和缓。处方如下：

全蝎 3g　　　　太子参 15g　　　麦冬 30g　　　　五味子 10g

白芍 15g　　　　川芎 10g　　　　红花 10g　　　　赤芍 15g

蜈蚣 1条　　　　生龙骨 15g

7剂，日1剂，水冲分2次服。

按：患者证属气阴两虚夹瘀证，治以生脉饮合血府逐瘀汤加减。心主血脉，血液的运行依赖心气推动。汗为心液，汗血同源，汗出过多，津血亏少，则气阴两虚。心气虚则气虚血瘀，阻滞脉络，故而出现胸闷表现；心气虚则心慌气短；心主血脉，脉道中血液的运行皆因阳气的升腾作用，心气虚无力推动血脉运行，则脉缓。方中太子参补肺气、益气生津，麦门冬养阴清肺而生津，五味子敛肺止汗，三味药合用以达养阴复脉之效；桃仁破血行滞而润燥；红花活血祛瘀以止痛；甘松理气止痛，现代研究发现甘松具有调节心率、改善心肌缺血的作用；赤芍活血祛瘀；枳壳行气宽胸；柴胡疏肝理气，升达清阳；生地黄、当归养血益阴，清热活血；紫石英镇心安神，降逆气。诸药合用，以达到益气养阴复脉的效果。患者就诊期间出现胃部不适症状，李平教授辨证后予干姜皮、桂枝、大枣、柏子仁等温中散寒、护肠胃的治疗，这也指导我们在临床中如果出现脾胃症状，要及时干预，因为中焦脾胃是后天之本，诊疗过程中应时刻顾护脾胃。治疗中李平教授不仅注重本虚予以生脉饮、三甲复脉汤加减益气养以复脉，滋阴潜阳以安神，同时善用虫类药以祛标实，即蜈蚣、全蝎等品搜风剔络以定悸。

（冯伟、白芳芳整理）

案例十三 室性期前收缩之气阴两虚，痰瘀互结证案

蔡某，男，79 岁，2017 年 1 月 6 日初诊。

主诉：间断心慌 4 年，加重 3 个月。

现病史：2013 年体检发现室性期前收缩，间断发作心慌，未予重视。近期劳累，出现心慌加重，头晕，就诊于老年科，查 MRI 示脑梗，给以强力定眩片口服，前列地尔输液。现症见：心慌，头晕，自汗出，气短，双下肢水肿，安眠药辅助睡眠。

既往史：高血压病史 20 年，控制尚可；高脂血症；否认糖尿病史。

望闻切诊：舌胖淡暗，苔黄腻，有裂纹，有瘀斑，脉沉。

辅助检查：超声心动（2015 年 12 月 14 日）：主动脉窦部及主动脉增宽，室间隔增厚，左房增大，左室舒张功能减低。体检报告：室性期前收缩，Ⅰ度房室传导阻滞。

西医诊断：室性期前收缩。

中医诊断：心悸。辨证分型：气阴两虚，痰瘀互结证。

处方如下：

太子参 15g	麦冬 15g	醋五味子 10g	丹参 15g
三七 6g	黄连 6g	竹茹 12g	陈皮 10g
葛根 15g	川芎 10g	茯神 30g	首乌藤 30g
石菖蒲 10g	郁金 15g		

7 剂，日 1 剂，水冲分 2 次服。

2017 年 1 月 13 日二诊：服药后患者头晕好转，心慌稍有减

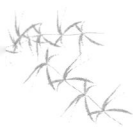

轻，现口干口苦，汗出，气短，下肢静脉曲张，依赖安眠药帮助睡眠。舌胖淡暗，苔黄腻，有裂纹，有瘀斑，脉沉。处方如下：

太子参 15g	麦冬 15g	醋五味子 10g	酒黄精 15g
醋鳖甲 15g	醋龟甲 15g	煅牡蛎 15g	丹参 15g
三七 6g	黄连 6g	麸炒枳壳 10g	柏子仁 30g
制远志 10g	川芎 10g	土鳖虫 10g	烫水蛭 6g
石菖蒲 10g	郁金 15g	红景天 15g	煅紫石英 15g

14 剂，日 1 剂，水冲分 2 次服。

中成药：三七通舒胶囊 0.2g，日 3 次；速效救心丸 10 粒，日 3 次。

按：《丹溪心法·惊悸怔忡》中提出心悸当"责之虚与痰"的理论。《类证治裁》卷四中甚至提出病证名——痰火怔忡。《丹溪心法·惊悸怔忡》"时作时止者，痰因火动"，指出了痰火怔忡发作的病机及证候特点。其基本病机为饮食劳倦，嗜食膏粱厚味、煎炸炙煿，蕴热化火生痰，或伤脾滋生痰浊，痰火扰心而致心悸。痰阻心脉，血液运行不畅则产生病理产物瘀血，痰热日久耗伤阴血，导致阴虚，故心慌、头晕、自汗出、气短；舌胖淡暗，苔黄腻，有裂纹，有瘀斑，脉沉为痰瘀之征。本方用黄连温胆汤合生脉饮加减。方中黄连清热燥湿泻火；陈皮燥湿化痰；竹茹清热化痰除烦；丹参清心活血；郁金清心凉血；石菖蒲开窍化湿，豁痰助眠；首乌藤安神止悸，祛风通络；三七活血化瘀。二诊时发现患者阴虚甚，兼痰瘀互结心脉，故用三甲复脉汤加减。方用醋鳖甲、醋龟甲、煅牡蛎滋阴潜阳，太子参、麦冬、五味子、红景天益气养阴，共奏养阴复脉之功效；柏子仁、煅紫石英养心镇惊以安神；固本的基础上同时活血化痰，黄连、枳壳、石菖蒲、远志清热化痰，郁金、川芎行气活血，并加入虫类药物土鳖虫、水蛭以通络搜风。故临床中关键在于辨证准确，标本同治方能药到病除。

（冯伟、白芳芳整理）

病例十四 心律失常之阴虚内热，肝郁气滞证案

时某，男，59 岁，2016 年 12 月 30 日初诊。

主诉：间断性心慌 4 个月。

现病史：4 个月前患者无明显诱因出现心慌，夜间加重，后就诊于安贞医院，心电图检查示室性期前收缩，曾予中成药治疗（具体不详），效果不佳。现症见：间断性心慌发作，晚间周身发热，情志不舒，心烦急躁，两胁时有胀满不适，纳可，睡眠可，二便调。

个人史及家族史：无相关阳性家族史；吸烟史 30 年，10 支 / 日；饮酒史 30 年，2 两 / 天。

辅助检查：24 小时动态心电图：窦性心动过速，房性期前收缩，不完全右束支传导阻滞。

西医诊断：心律失常。

中医诊断：心悸。辨证分型：阴虚内热，肝郁气滞证。

处方如下：

红景天 15g	麦冬 15g	醋五味子 10g	葛根 15g
川芎 10g	丹参 15g	竹茹 15g	陈皮 10g
生龙骨 15g	生牡蛎 15g	醋煅紫石英 15g	北柴胡 10g
麸炒枳壳 10g	三七 6g		

7 剂，日 1 剂，水冲分 2 次服。

2017 年 1 月 7 日二诊：服上药后患者自诉两胁胀满症状未作，心慌发作次数较前减少，夜间身热症状稍有缓解，晨起口

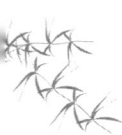

干，口苦，偶有耳鸣。舌暗红，苔黄腻，有裂纹。处方如下：

太子参 15g	麦冬 30g	醋五味子 10g	黄连 6g
姜半夏 6g	陈皮 10g	茯神 60g	首乌藤 30g
丹参 30g	三七 6g	葛根 15g	地龙 15g
蝉蜕 10g			

14 剂，日 1 剂，水冲分 2 次服。

电话随诊，患者自诉诸症缓解。

按：李平教授认为此患者心悸发作已有数月，久病耗气伤阴，心阴损耗，心失濡养，心神不宁故而心悸发作；阴虚内热可见晚间周身发热；肝郁气滞故可见两胁胀满不适，情志不舒，甚或肝郁化火而见心烦急躁。结合患者舌苔、脉象，符合阴虚内热、肝郁气滞之证候。李平教授认为本患者属于阴虚内热、肝郁气滞之证候，故初诊以生脉饮合柴胡疏肝散两方加味，以益气养阴，疏肝解郁。本案例处方以生脉饮为主方，取生脉饮养阴生津之效，方中竹茹、陈皮清热化痰，龙骨、牡蛎、紫石英敛阴潜阳，柴胡、枳壳疏肝理气，三七、川芎、丹参活血通络，使得心阴得养，肝气得畅，血脉得通。二诊时患者诸症好转，但证候稍有痰热之象，故二诊在益气养阴的基础上选用温胆汤加减以缓解患者口干口苦、耳鸣症状，联合重镇安神之石类药龙骨、牡蛎、紫石英，虫类药地龙、蝉蜕等以缓解心悸症状的发作。其中，李平教授善用虫类药治疗心悸，取虫类药善行不守的特点达到活血化瘀的作用。现代药理研究表明，虫类药具有抗凝、扩张血管、保护血管内皮等作用，对于心悸尤其是房颤患者往往可收到良效。

（赵佳慧、赵芸、白芳芳整理）

案例十五　心房颤动之心阴亏虚，痰火扰心，心血瘀阻证案

杜某，男，83 岁，2016 年 10 月 24 日初诊。

主诉：房颤 3 年，加重 1 月余。

现病史：患者 3 年前出现房颤，服用心元胶囊，控制尚可。1 个多月前患者出现心慌，于航空总医院行冠脉 CT 提示有钙化。其曾就诊于安贞医院，查 24 小时动态心电图后诊断为持续性房颤，服用西药、中药治疗后效果不佳，现未服用药物治疗。现症见：心慌，夜间汗出，身热，纳可，眠可，二便调。

既往史：脑白质脱髓鞘；摔跤后眼部外伤；慢性胃炎，幽门螺杆菌（HP）（+）。

望闻问切：鼻唇沟左偏。舌胖大，苔黄腻，舌左偏。脉弦细。

西医诊断：心房颤动。

中医诊断：心悸。辨证分型：心阴亏虚，痰火扰心，心血瘀阻证。

处方如下：

黄连 6g	姜半夏 6g	陈皮 10g	茯苓 15g
竹茹 12g	麸炒枳壳 10g	石菖蒲 10g	郁金 15g
醋五味子 10g	醋煅紫石英 30g	生龙齿 30g	

7 剂，日 1 剂，水煎分 2 次服。

2016 年 11 月 1 日二诊：患者自觉诸症减轻。现症见：活动后多汗，夜间汗出，身热，纳可，眠可，二便调，舌胖大，苔黄，有裂纹，舌左偏，脉弦数。处方如下：

黄连 6g	姜半夏 6g	陈皮 10g	茯苓 15g
竹茹 12g	麸炒枳壳 10g	石菖蒲 10g	郁金 15g

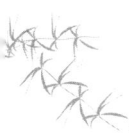

醋五味子 10g　　太子参 15g　　　麦冬 15g　　　　水红花子 15g

7 剂，日 1 剂，水煎分 2 次服。

2016 年 11 月 8 日三诊：现患者自觉口中黏腻，纳可，二便正常，夜间汗出，身热，睡眠欠佳，舌红暗胖大，苔黄，舌左偏，脉弦滑。处方如下：

黄连 6g　　　　姜半夏 6g　　　陈皮 10g　　　茯苓 15g

竹茹 12g　　　麸炒枳壳 10g　　石菖蒲 10g　　郁金 15g

醋五味子 10g　首乌藤 15g　　　地龙 15g　　　生龙骨 15g

烫水蛭 3g　　　三七 3g

7 剂，日 1 剂，水煎分 2 次服。

后患者未再就诊，电话随访，患者所有不适症状消失且未复发。

按： 李平教授诊察患者后，考虑患者久病、年老体虚，心阴亏损，又因患者慢性胃炎，脾虚不运，痰湿内生，痰热互结，上扰心神，同时久病成瘀入络，发为心悸。心悸的病位主要在心，由于心神失养，心神动摇，悸动不安。但其发病与脾、肾、肺、肝四脏功能失调相关。心悸的病性主要有虚实两方面。虚者为气血阴阳亏损，心神失养而致；实者多由痰火扰心，水饮凌心及瘀血阻脉而引起。虚实之间可以相互夹杂或转化，如实证日久，耗伤正气，可分别兼见气、血、阴、阳之亏损，而虚证也可因虚致实，而兼有实证表现，如临床上阴虚生内热者常兼火亢或夹痰热，阳虚不能蒸腾水湿而易夹水饮、痰湿，气血不足、气血运行滞涩而易出现气血瘀滞，瘀血与痰浊又常常互结为患。总之，本病为本虚标实证，其本为气血不足，阴阳亏损，其标是气滞、血瘀、痰浊、水饮，临床表现多为虚实夹杂之证。结合患者全身症状、体征，其方以连夏宁心方为主。方中用黄连清热除烦；半夏辛温，燥湿化痰，和胃止呕；竹茹清热化痰，除烦止呕；石菖蒲开窍豁痰，醒神益智；五味子宁心安神；紫石英、生龙齿镇心安神。诸药合用，清热化痰，重镇安神。复诊时上方效果明显，患者症状明显改善，但仍有汗出，结合舌胖大有裂纹，考虑患者心脾气阴亏虚，故上方加生脉饮以益气滋阴，水红花子以健脾利湿同时活血。三诊时患者仍有汗出，睡眠欠佳，舌红苔黄，故在黄连温胆汤清化痰热基础上加首乌藤、生龙骨止虚汗、安神助眠。同时患者常年房颤，结合西医学对房颤的认识，即容易并发血栓栓塞事件，故中药加用水蛭、三七等活血化瘀之品，加大活血功效。

（齐玲怡、赵芸、白芳芳整理）

案例十六　心律失常之胸阳不足，湿浊冲心证案

夏某，男，57岁，2016年2月29日初诊。

主诉：胸闷、心慌、气短3年，加重1周。

现病史：患者于2013年3月因胸闷、心慌、气短就诊于华信医院，诊断为急性高侧壁、后壁心肌梗死，经住院治疗后症状有所缓解后出院，规律服用阿司匹林、波利维、他汀类药物。近1周来患者晨起后心前区不适，社区查心电图：窦性心动过缓，心率41次/分，T波改变，室性逸搏，Q波异常，室性期前收缩，电轴左偏。为求进一步诊疗来我院门诊。现症见：胸闷气短，胸胁胀痛，时有心慌，四肢发凉，纳食可，睡眠稍差，夜间多梦，小便正常，大便溏。

既往史：高血压5年。

望闻问切：舌暗，苔黄白相间，脉沉涩。

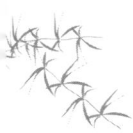

辅助检查（2016年2月22日）：凝血：凝血酶时间（TT）21.2s。生化：葡萄糖（GLU）6.6mmol/L，超敏C反应蛋白（hs-CRP）9.8mg/dL 同型半胱氨酸（HCY）16μmol/L，糖化血红蛋白5.5%。

西医诊断：心律失常。

中医诊断：心悸。辨证分型：胸阳不足，湿浊冲心证。

处方如下：

黑顺片 6g (先煎)	细辛 3g	干姜 6g	肉苁蓉 10g
赤芍 15g	丹参 15g	川芎 10g	马齿苋 30g
麸炒枳壳 10g	石菖蒲 10g	郁金 15g	醋延胡索 10g
炒川楝子 10g			

7剂，日1剂，水煎分2次服。

2016年3月7日二诊：患者服药后心前区不适、胸胁胀痛较前缓解，仍有心慌、四肢发凉、大便溏、失眠等症，血压控制在（117～153）/（73～132）mmHg，心率（41～67）次/分。今晨查心电图提：窦性心动过缓，室性期前收缩频发（多源），左心电轴偏转，Q波异常。舌红，苔黄白相间而厚腻，脉细缓。处方如下：

川芎 10g	麸炒枳壳 10g	石菖蒲 10g	郁金 10g
黄连 6g	姜半夏 6g	陈皮 10g	茯苓 15g
竹茹 12g	首乌藤 45g	制巴戟天 10g	炙淫羊藿 10g
葛根 30g			

7剂，日1剂，水煎分2次服。

2016年3月14日三诊：患者服药后睡眠较前改善，心慌减轻，1周内未见发作，无胸闷气短。现症见：阵发性头晕2天，脑梗后遗留左手发麻，纳眠可，二便正常，舌红，苔根部白厚腻如积粉，脉结代。复查心电图：窦性心动过缓，左心电轴偏转，Q 波异常。处方如下：

川芎 10g	麸炒枳壳 10g	石菖蒲 10g	郁金 10g
黄连 6g	陈皮 10g	茯苓 15g	竹茹 12g
制巴戟天 10g	炙淫羊藿 10g	葛根 30g	桂枝 10g
麸炒白术 10g	法半夏 10g	麸炒苍术 10g	地龙 15g
炒僵蚕 10g	醋山甲 6g	红景天 15g	苦参 10g

7 剂，日 1 剂，水煎分 2 次服。

后患者未再就诊，电话随访，患者述情况良好，诸症皆去，未见明显不适。

按：心悸的基本证候特点是发作性心慌不安，心跳剧烈，不能自主，或一过性、阵发性，或持续时间较长，或一日数次发作，或数日 1 次发作。其常兼见胸闷气短，神疲乏力，头晕喘促，甚至不能平卧，甚至出现晕厥。心悸虚证由脏腑气血阴阳亏虚、心神失养所致者，治当补益气血，调理阴阳，以求气血调畅，阴平阳秘，并配合应用养心安神之品，促进脏腑功能的恢复。心悸实证常因痰饮、瘀血等所致，治当化痰、涤饮、活血化瘀，并配合应用重镇安神之品，以求邪去正安，心神得宁。临床上心悸表现为虚实夹杂时，当根据虚实之多少，攻补兼施，或以攻邪为主，或以扶正为主。李平教授诊察患者后，考虑患者素体阳虚，不能温煦肢体，故而出现四肢发凉。阳虚则不能运化水湿，易生痰生湿，痰饮之邪阻遏心阳，则出现胸闷气短，痰扰心神发为心悸，脾胃阳虚则出现大便溏。本案患者素体阳虚，痰湿内生，湿瘀互结，胸阳不足兼湿浊冲心，阻滞心脉发为心悸。方中黑顺片、肉苁蓉温补肾阳，细辛、干姜散寒止痛；丹参、赤芍、川芎、延胡索合用活血祛瘀止痛；郁金、石菖蒲化浊开窍；马齿苋利湿消肿；川楝子疏肝理气止痛；枳

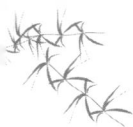

壳理气宽中，行滞消胀。全方合用，温补心阳，理气活血、祛湿止痛。二诊时，上方胸阳得振，效果尚可，但由于患者病程较长，痰湿郁而化热，患者仍有心慌发作，结合苔黄白厚腻之舌象，故去原方之黑顺片、细辛、干姜辛温之品，改用黄连温胆汤加减。方用黄连、姜半夏、竹茹清热化痰；陈皮、茯苓健脾化痰；同时仍用枳壳、川芎行气活血；石菖蒲、郁金芳香化痰；患者失眠，予首乌藤养心安神；患者大便溏，去肉苁蓉改用巴戟天、淫羊藿温补肾阳，并加葛根升阳止泻。三诊时患者诸症减轻，但患者久病，脾肾阳虚不能运化水湿，痰浊上蒙清窍，发而为晕，故前方合用再加桂枝、白术、苍术、苦参温阳健脾燥湿；红景天益气养阴定悸；患者脑梗后遗留左手麻木，李平教授加用搜风剔络之虫类药，予地龙、僵蚕、穿山甲搜风活络通经。诸药合用，以奏良效。

（齐玲怡、白芳芳整理）

案例十七　心律失常之气虚血瘀，痰热扰心证案

陈某，女，60岁，2014年8月29日初诊。

主诉：心慌、胸闷、气短2个月。

现病史：2个月前患者无明显诱因出现心慌、胸闷、气短，就诊于安贞医院，查Holter：偶发多源室上性期前收缩，偶发短阵房性心动过速，ST段改变。超声心动：左室舒张功能减低。心电图：V_4、V_5导联T波低平，极度心动过速（123次/分），轻度心电轴左偏。予琥珀酸美托洛尔47.5mg，日1次，效果欠佳。现症见：头昏沉，心慌、胸闷、气短，胃脘部不适，偶有呃逆反酸，饮食乏味，情绪抑郁，睡眠差，入睡困难，易醒，乏力，大便干，小便可。

既往史：2005年于北京肿瘤医院行甲状腺结节切除术；2014

年1月15日于北京朝阳医院诊断为胃炎。

望闻问切：舌淡红，苔薄白，舌下脉络瘀滞，脉沉弦。

西医诊断：心律失常。

中医诊断：心悸。辨证分型：气虚血瘀，痰热扰心证。

处方如下：

党参10g	茯苓15g	生白术10g	陈皮10g
丹参15g	檀香9g	砂仁10g	黄连6g
黄芩10g	大枣10g	干姜6g	生龙骨15g
生牡蛎15g			

7剂，日1剂，水冲分2次服。

2014年9月7日二诊：患者自诉头昏沉、胸闷、气短缓解，乏力减轻，仍有心慌、入睡困难，大便干有缓解，2天前无明显诱因出现胸痛，后背酸痛，梦多，烦躁，眼花数月。门诊血压125/80mmHg。舌质暗，有齿痕，苔黄腻，脉细数。处方如下：

茯苓10g	陈皮10g	黄连10g	姜半夏6g
竹茹12g	麸炒枳壳10g	石菖蒲10g	郁金15g
首乌藤45g			

7剂，日1剂，水煎分2次服。

后患者未再就诊，电话随访，患者述情况良好，诸症皆去，未见明显不适。

按：心悸由体虚久病、饮食劳倦、情志所伤、感受外邪、药物中毒等原因，导致脏腑功能失调，以心的气血阴阳不足，心神失养，或气滞、痰浊、血瘀、水饮扰动心神而发病。其病位在心，与脾、肾、肝、肺有关，可由心之本脏自病引起，也可是他脏病及于心而成，多为虚实夹杂之证。虚证主要是气、血、阴、阳亏损，心神失养；实证主要有气滞、血瘀、痰浊、水饮扰动心

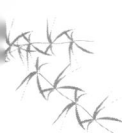

神，心神不宁。虚者治以补气血，调阴阳，并以养心安神之品，使心神得养则安；实者，或行气化瘀，或化痰逐饮，或清热泻火，并配以重镇安神之品，使邪去正安，心神得宁。李平教授诊察患者，认为该患者为老年女性，气血不足，进一步出现气虚血瘀，阻滞心脉而发作胸闷、心慌、气短，脾气虚运化失和则出现乏力、呃逆反酸、饮食乏味等症，病机属虚实夹杂。患者入睡困难易醒，日久上扰心神，致使心脉不畅，心神失养，发为心悸。结合患者目前症状、舌脉，考虑患者为肝郁气滞、气虚血瘀，痰热扰心证。初诊患者以心慌、胸闷、气短症状为主，头昏沉、乏力、失眠及胃脘不适等为兼症，遂治疗以益气健脾、理气活血为主，方用四君子汤合丹参饮加减。方中党参、茯苓、白术、干姜、大枣温胃健脾益气，陈皮理气健脾，丹参、砂仁、檀香活血祛瘀、行气止痛，用于治疗胸痛、胃脘不适，黄芩、黄连燥湿化痰、和胃降逆，生龙骨、生牡蛎平肝潜阳以助眠，同时还有制酸作用。二诊时患者诸多症状较前有所改善，但仍有心慌、入睡困难，偶发胸痛，结合舌暗苔黄腻、脉细数之象，考虑患者痰热扰心而致心慌仍作，故二诊方用黄连温胆汤加减。方中用黄连苦寒泻火，清心除烦；茯苓、白术健脾利湿宁心；姜半夏、竹茹燥湿化痰；陈皮、枳壳理气宽中；石菖蒲开窍豁痰；郁金行气解郁、活血止痛；首乌藤改善睡眠以养心安神。

（齐玲怡、赵芸、白芳芳整理）

案例十八 心律失常之痰瘀互阻，心阴不足证案

董某，女，66岁，2016年12月2日初诊。

主诉：时有心慌1个月。

现病史：患者1个月前出现心慌，偶有心前区疼痛、后背

疼痛，偶有肩胛疼痛、牙疼，头痛脑鸣，口干，口苦，急躁，失眠。

既往史：高血压病史 20 年，血压最高 260/120mmHg，现规律服用硝苯地平、富马酸比索洛尔等；糖尿病病史 11 年，现规律服用格列齐、格华止、拜糖平等降糖药；乳腺癌术后 3 年；胆囊切除术后。

过敏史：海鲜类、花粉、造影剂等。

望闻切诊：舌暗红，苔黄腻，有裂纹，脉弦细。

辅助检查（2016 年 10 月 22 日）：心电图：短阵室性心动过速。超声心动图：左室舒张功能减低，三尖瓣反流。24 小时动态心电图：房性期前收缩，室性期前收缩。

西医诊断：心律失常，高血压 3 级，2 型糖尿病，高脂血症。

中医诊断：心悸。辨证分型：痰瘀互阻，心阴不足证。

处方如下：

黄连 6g	姜半夏 6g	陈皮 10g	茯苓 15g
竹茹 12g	麸炒枳壳 10g	石菖蒲 10g	郁金 15g
首乌藤 30g	丹参 15g	三七粉 6g^{（分冲）}	炒栀子 10g
黄芩 10g	北柴胡 10g	猪苓 15g	麦冬 30g
天花粉 15g	醋五味子 10g		

7 剂，日 1 剂，水煎分 2 次服。

2016 年 12 月 9 日二诊：患者未再失眠，偶有心前区疼痛，今晨心慌，脑鸣，纳可，舌暗红，苔黄腻，见裂纹，脉弦细。继予患者初诊中药处方，7 剂，日 1 剂，水煎分 2 次服。

2017 年 1 月 6 日三诊：患者未再失眠，未再心前区疼痛、心慌，心率 80～90 次 / 分，口苦较前减轻，咽痛口干，肩胛疼痛，头痛脑鸣，舌暗红，苔黄腻，见裂纹，脉弦细。处方如下：

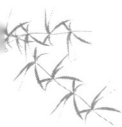

地龙 15g　　　烫水蛭 3g　　　乌梅 15g　　　蝉蜕 10g

黄芩 10g　　　炒栀子 10g　　　淡豆豉 10g　　　姜黄 10g

威灵仙 15g

7剂，日1剂，水煎分2次服。

2017年1月13日四诊：患者未再失眠，未再心前区疼痛、心慌，咽痛、口苦、口干、肩胛疼痛较前减轻，偶有太息，牙痛，脑鸣，舌暗红，苔薄黄腻，见裂纹，脉弦细。三诊中药处方加泽泻15g，葛根30g，麸炒白术10g。7剂，日1剂，水煎分2次服。

按：李平教授认为，该患者为老年女性，"人年四十，阴气自半"，气阴亏虚，阴血不足，心失所养，故见心慌、失眠、口干、舌有裂纹、脉细；气虚气滞，血行不畅，停而为瘀，故见心前区疼痛、后背肩胛疼痛、舌质暗红、脉弦；阴虚火旺，虚火上炎，平素急躁，肝火炽盛，血随气升，故见头痛脑鸣、血压增高、口苦、牙疼；患者年老体弱，脾胃虚损，运化失常，饮食停滞，化而为痰，故见苔腻；痰热互结，扰及心神，心神不宁，亦可见心慌、失眠、苔黄腻；气虚气滞、血虚血瘀、阴虚火旺、痰热痰瘀互相搏结互为因果，心肝脾肾受累，共致此病。

李平教授结合患者病情及检查结果，初诊给予患者连夏宁心方（李平教授经验方）加减，以清热化痰、宁心安神，酌加丹参、三七以活血祛瘀、通络止痛，酌加栀子、黄芩以清热祛湿、凉血除烦，酌加柴胡以疏肝解郁，酌加麦冬、五味子、天花粉以益气养阴生津、补肾润肺清心，合方共奏清热化痰、宁心安神、活血祛瘀、通络止痛之功效。二诊时患者未再失眠，继予患者初诊中药处方。三诊时患者未再心慌、心前区疼痛，口苦较前减轻，咽痛口干、肩胛疼痛、头痛脑鸣仍见，故调整方药：方中地龙、水蛭以窜通经络、破血逐瘀；乌梅、蝉蜕、黄芩、炒栀子、淡豆豉清热除烦生津、宣发郁热利咽；姜黄、威灵仙破血行气、通经止痛。四诊时患者咽痛、口苦、口干、肩胛疼痛较前减轻，偶有太息，牙痛脑鸣仍见，故在三诊中药处方基础上酌加泽泻以泻热渗湿、化浊降脂，酌加葛根、麸炒白术以生津止渴、益气升阳、通经活络。患者痰湿得化，瘀去络通，郁热消散，血脉通畅，邪去神安，药到病所，病证皆消。

（李家立、赵芸、白芳芳整理）

病例十九　心律失常之气血亏虚证案

马某，女，51 岁，2017 年 3 月 31 日初诊。

主诉：间断心悸 6 年。

现病史：患者 6 年前出现心悸，一直服用中药治疗。现症见：心悸，夜间尤甚，胆怯，胸闷，后背酸痛，纳可，寐差，多梦，二便调。

既往史：血糖高，空腹血糖 6.2mmol/L，未予以药物治疗。

家族史：母亲有心脏病。

望闻切诊：舌淡，苔薄，脉沉细。

辅助检查：24 小时动态心电图（2015 年 1 月 13 日中日友好医院）：室性期前收缩；室上性期前收缩；ST-T 改变。超声心动：左室假腱索。

西医诊断：心律失常。

中医诊断：心悸。辨证分型：气血亏虚证。

处方如下：

生黄芪 10g	党参 10g	茯苓 10g	茯神 30g
当归 10g	川芎 10g	五味子 10g	

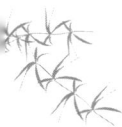

7剂，日1剂，水煎分2次服。

2017年4月21日二诊：药后患者后背酸痛、心慌好转，仍有心前区疼痛，夜间加重，睡眠可，多梦，二便调，月经三月一行，舌淡，苔薄，脉沉细。门诊血压127/64mmHg，心率79次/分。处方如下：

柏子仁 15g	姜半夏 6g	远志 10g	桂枝 10g
酸枣仁 15g	甘松 12g		

7剂，日1剂，水煎分2次服。

2017年5月5日三诊：药后患者心慌胆怯好转，现有咽痛，腹部隐痛，后背发酸，舌淡，苔薄，脉沉细。处方如下：

太子参 10g	生黄芪 10g	赤芍 15g	川芎 10g
茯苓 15g	茯神 15g	柏子仁 15g	远志 10g
郁金 15g	姜黄 10g	白芍 15g	连翘 15g

7剂，日1剂，水煎分2次服。

2017年6月2日四诊：昨日中午至夜间患者间断心慌，伴有口干口苦，大便不成形，舌淡，苔薄，脉沉细。上方去连翘，加胆南星6g，7剂，日1剂，水煎分2次服。

1周后随访，患者诉心慌未作，未诉其他不适。

按：心悸的病机不外虚实两个方面，《丹溪心法》认为心悸的发病责之虚与痰。此案为李平教授治疗心悸病气血亏虚证的方法。此患者久病耗伤气血，气血亏虚，脏腑功能失调，致心神失养，发为心悸。初诊时李平教授以归脾汤加减补气养血，养心安神：方中黄芪、党参益气健脾，以资气血生化之源，其中党参以助脾胃运化之功，补益心神，又可防止养阴滋腻太过；茯苓健脾益气，茯神宁心安神，李平教授在临床应用中，常将茯苓、茯神同用，以加强健脾安神之功效；当归补养心血；川芎活血行气，使补而不滞；五味子益气宁心。全方共奏补气养血、养心安神之效。二诊时患者诸症减轻，治疗仍以养心安神为主。三诊时，加入郁金活血行气清心；咽痛，故将党参改为太子参以养阴益气生津，增强养阴之效；加连翘清热泻火；腹部隐痛，后背发酸，加入姜黄、赤芍、白芍止痛。四诊时患者出现口干口苦、大便不成形，故减去清心去火之药物，以防损伤脾胃，故去掉连翘，加入胆南星清热化痰，定惊宁心。

（王萌超、赵芸、白芳芳整理）

案例二十　房性期前收缩之气血不足证案

秋某，女，59 岁，2014 年 2 月 28 日初诊。

主诉：房性期前收缩 11 个月，加重 1 天。

现病史：患者 11 个月前无明显诱因出现心慌，偶有心跳有力感，于附近医院诊疗，诊断房性期前收缩（具体处理不详）。患者未予重视，未服用药物治疗。近一天，患者自诉心悸加重，周身乏力，平素饮食尚可，眠稍差，大便成形，日 1 次，小便可，未诉其他明显不适。

既往史：既往体健。

个人史：55 岁绝经。

家族史：母亲患高血压、冠心病。

望闻切诊：舌质淡，舌体胖，边有齿很，苔薄白，脉沉。

辅助检查：超声心动图（2014 年 1 月 23 日）：三尖瓣少量反流。24 小时动态心电图：偶发房性期前收缩（545 次 /24 小时），偶发室性期前收缩（182 次 /24 小时），ST–T 改变。

西医诊断：房性期前收缩。

中西医诊断：心悸。辨证分型：气血不足证。

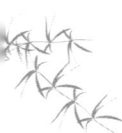

处方如下：

生地黄 15g	党参 10g	全当归 10g	麦冬 10g
酸枣仁 15g	阿胶珠 10g	生黄芪 10g	炒白术 10g
茯神 30g	远志 10g	桂圆肉 10g	甘松 12g
炙甘草 10g			

7 剂，日 1 剂，水煎分 2 次服。

2014 年 3 月 7 日二诊：患者诉服药后自觉心慌和心跳有力感明显缓解，仍偶有心慌发作，睡眠较前好转，继予前方治疗，14 剂，日 1 剂，水煎分 2 次服。

2014 年 3 月 21 日三诊：患者诉服药后胸闷消除，复查 24 小时动态心电图：房性期前收缩 102 次，室性期前收缩 6 次。期前收缩次数明显减少。现头顶发闷，咽痛 1 周，饮食睡眠可，二便调，舌质淡，舌体胖，边有齿痕，苔白腻，质干，脉沉。李平教授辨证论治，结合现有症状，予上方去桂圆肉，加枳壳 10g，桔梗 10g，板蓝根 10g，竹茹 10g，陈皮 10g。

2014 年 4 月 25 日四诊：患者诉咽痛症状消失，心慌明显减少，胸闷较前减轻，近期胃脘胀，时有脑鸣，饮食睡眠可，大便稍干，舌质淡，舌体胖，边有齿痕，苔薄白，脉沉。李平教授结合现症，在上方基础上去陈皮、半夏、板蓝根、枳壳、桔梗、竹茹，加木香 6g、菊花 10g、生黄芪 15g、桂圆肉 10g。

按：因虚致悸的理论早有论述。唐代孙思邈在《备急千金要方》中提出因虚致悸，认为"虚则惊，掣心悸，定心汤主之"。宋代严用和《济生方·惊悸怔忡健忘门》也认为，惊悸是因虚所致，并对惊悸怔忡的变证、治法做了较为详细的论述："心虚胆怯之所致也，且心者君主之官，神明出焉。胆者中正之官，决断出焉。心气安逸，胆气不怯，决断思虑得其所矣。或因事有所大惊，或闻虚响，或见异相，登高涉险，惊忤心神，气与涎郁，遂使心悸。惊悸不已，变生诸症，或短气悸乏，体倦自汗，四肢浮肿，饮食无味，心虚烦闷，坐卧不安，皆心虚胆怯之候也。"本案例中患者心悸、乏力、眠差等症状为心悸之气血不足证，治以补血养心、益气安神，选用归脾汤加减对证治疗，效果显著。方中生地黄滋阴养血；麦冬滋阴清热；党参、龙眼肉补益心脾，补气血以安神；黄芪、白术助党参益气补脾；当归助龙眼肉补血养心；茯神、酸枣仁、远志宁心安神。故临床中关键在辨证准确，方能药到病除。

（冯伟、白芳芳整理）

病例二十一　房性期前收缩之气阴不足证案

端某，女，34 岁，2016 年 12 月 12 日初诊。

主诉：间断胸闷心慌半年。

现病史：半年来患者每因讲话多、劳累而出现胸闷心慌，伴头晕、乏力，左侧上肢酸麻，平日饮食不规律，工作紧张，二便正常。其就诊于北京中医医院，查心电图示窦性心动过缓伴不齐，偶发房性期前收缩，给以中药汤剂治疗，未见缓解。现症如前。门诊血压 100/80mmHg。

既往史：心肌炎 20 年。

个人史及家族史：月经规律；职业教师。母亲心肌缺血。

过敏史：贝壳类过敏。

望闻切诊：舌淡胖，苔薄白，脉濡。

西医诊断：房性期前收缩。

初步诊断：心悸。辨证分型：气阴不足证。

处方如下：

西洋参 6g　　　麦冬 15g　　　醋五味子 10g　桂枝 10g

白芍 15g　　　生姜 6g　　　大枣 10g　　　石菖蒲 10g

郁金 15g　　　炙甘草 10g　　三七粉 3g　　　红景天 6g

7 剂，日 1 剂，水煎分 2 次服。

2016 年 12 月 19 日二诊：药后患者胸闷心慌好转，月经来潮前疲乏无力，舌淡胖，苔薄白，脉濡。上方去三七粉，7 剂，日 1 剂，水煎分 2 次服。

2017 年 2 月 13 日三诊：春节过后患者出现疲乏无力。舌尖红，齿痕，苔薄白，脉濡。上方去郁金，加淡竹叶 10g，7 剂，日 1 剂，水煎分 2 次服。

按： 心悸的病因虽然多种，但病机不外乎气血阴阳亏虚，心失所养，或邪扰心神，心神不宁。本病案患者胸闷心慌多因劳累、说话多后发作，结合患者舌苔、脉象及症状，此患者为气阴亏虚，兼有痰浊瘀阻，治疗上以生脉饮合桂枝汤以养阴益气，调和阴阳，并加石菖蒲、郁金祛痰活血醒神，三七粉、红景天以活血化瘀通络，以达到标本兼顾的目的。二诊复诊时患者胸闷心慌缓解，但患者本虚，结合处于女性生理期，故虽效不更方，但于上方基础上去掉三七，以防止月经期间活血药引起气血进一步亏虚。故在女性诊疗内科疾病过程中，用药需结合患者的月经史。三诊时，患者舌尖红，提示心火炽盛，故去郁金，加入淡竹叶清心泻火。

（王萌超、赵芸、白芳芳整理）

案例二十二　早期复极综合征之痰火扰心，肝郁化火证案

吴某，男，35 岁，2016 年 6 月 17 日初诊。

主诉： 间断发作胸闷、憋气、心慌 3 年，加重 2 个月。

现病史： 患者 3 年前因工作强度大、劳累而出现胸闷、憋

气、心慌，于外院就诊，检查未发现异常，未予处理；2014 年再次出现胸闷，就诊于外院，治疗不详；2 个月前胸闷加重，伴有憋气，心烦急躁，偶有咳痰，痰白黏，口苦，偶有吞酸胃灼热，纳可，睡眠差，二便正常，双手发麻，平素容易出现口腔溃疡。

舌脉诊：舌薄，暗红，水滑，苔白，舌下脉络可，脉弦滑。

辅助检查：心电图：早期复极综合征（窦性心律，$V_2 \sim V_5$ 导联 J 点抬高，ST 段斜向上抬高，胸前导联 T 波高尖）。

西医诊断：早期复极综合征（ERS）。

中医诊断：胸痹。辨证分型：痰火扰心，肝郁化火证。

处方如下：

黄连 6g	姜半夏 6g	陈皮 10g	茯苓 15g
竹茹 12g	麸炒枳壳 10g	石菖蒲 10g	郁金 15g
首乌藤 45g	北柴胡 10g	黄芩 10g	党参 10g
生甘草 10g			

7 剂，日 1 剂，水煎分 2 次服。

2016 年 6 月 24 日二诊：药后患者胸闷基本消失，憋气明显减轻，痰量减少，口苦、口干、眠差、吞酸、胃灼热等症状均有所缓解，仍有心烦急躁，双手发麻，二便正常。舌薄，暗红，水滑，苔白，舌下脉络可，脉弦滑。患者诸症好转，效果显著，治疗对证，继予前方，另予天麻 30g 以缓解双手麻木症状。

4 周后随访，患者不适症状消失，精神状态良好。

按： 心电图提示早期复极，且未出现恶性心律失常心电图表现，患者也无阳性既往史及家族史，属于良性早期复极。该患者为信息技术行业工作者，经常工作至深夜，长期处于高压及过度劳累状态中。这就违背了《素问·上古天真论》"起居有节，不妄劳作"的养生原则，必然外伤筋骨，内伤气血脏腑，以致脏腑

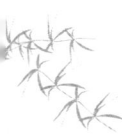

功能失调。在诸多损伤中，伤及肺脾肾者，可致津液运行失常，即痰湿、痰火、痰热所生之根。伤及气血者，如气虚则生化不畅，血瘀则阻滞经脉运行，亦为生痰生湿之原因。该患者工作劳心费神，忧心焦虑，导致忧思伤脾，脾运失健，津液不布，遂聚为痰，痰郁化火，上扰心神。子时和丑时（23：00—3：00）是肝经及胆经的运行时间，是身体进入休养及修复的开始。"人卧则血归于肝"，休息才能使血回流滋养肝，否则就不利于肝的疏泄。肝经具有调节血液输导全身，使气血调和的作用。患者长期熬夜，血不能回流养肝，阴血不能养肝，肝脏疏泄失常，使得肝火亢盛，上扰心神。连夏宁心方具有清热化痰、健脾理气之功。痰火扰心是该患者ERS的主要致病因素，故清热化痰是该病例的治病之要。心与脾胃经脉相通，病理相连，心火与脾土五行相生，子病及母，又因脾为生痰之源，故另需健脾理气，使痰无由生。黄连性寒，清热除烦，以安心神；半夏燥湿化痰，且善治脏腑之痰湿，性温，与黄连配伍，二药一温一寒，相互制约。茯苓健脾渗湿，使痰无由生。陈皮既可以健脾理气，又可燥湿化痰，标本兼治。中焦气机升降影响胸阳，因此在祛湿化痰的同时，应用枳壳调理中焦气机。竹茹性甘寒，善于清热化痰。石菖蒲、郁金入心经化湿祛痰，辟秽化浊，可治疗痰浊凝滞心络。夜交藤入心、肝经，用以宁心安神助眠。根据患者症状，在连夏宁心方的基础上加用柴胡、黄芩、党参。其中柴胡归肝、胆经，性微寒，退热行气，可疏肝理气，治疗胸闷烦躁、口苦等症状。黄芩苦寒，归肝胆经，能降浊清热，治疗由里外达之郁热，特别是黄芩与柴胡同用，清解郁热之功效甚妙。火盛伤津，故加党参补脾益气尚可生津。甘草调和诸药。上方共奏清热化痰以畅血脉，宁心安神之效。

（王婷婷、董晓星、赵芸整理）

第四节 其他心系病验案

案例一 心脏瓣膜病之阳虚水停，湿瘀互阻证案

李某，男，72岁，2009年11月16日初诊。

主诉：心悸、胸闷、气短6年，复发加重7天。

现病史：患者6年来间断发作心悸、胸闷、气短等症，自行服药或休息后可缓解。近1周以来，患者于劳累后发作心悸、胸闷、气短，时感憋气，无头晕头痛，无咳嗽咳痰，无双下肢水肿，多梦，醒后易疲乏，饮食可，二便调。

望闻切诊：舌淡红，苔白腻，有裂纹，脉弦滑。

辅助检查：2006年1月23日某医院超声心动图：左房增大，左室射血分数（LVEF）70%，二尖瓣及主动脉瓣瓣尖、瓣体回声增强、增厚，开放受限，关闭对合不拢，二尖瓣开口面积约2.3cm²，二尖瓣口前血流流速增快，并于收缩期见反流信号；主动脉瓣口前血流流速增快，并于收缩期见反流信号。2006年2月2日某医院超声心动图：二尖瓣增厚，回声增强，瓣尖钙化，交界处粘连，开放受限，瓣口面积约2.5cm，关闭不全；主动脉瓣三叶、瓣叶增厚，开放无明显受限，关闭不全。多普勒超声：二尖瓣少中量反流；主动脉瓣前向血流偏快，舒张期中量反流；三尖瓣少量反流。

西医诊断：风湿性心脏病，二尖瓣狭窄伴关闭不全，主动脉瓣狭窄伴关闭不全，三尖瓣关闭不全。

中医诊断：心痹。辨证分型：阳虚水停，湿瘀互阻证。

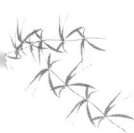

处方如下：

茯苓 15g	桂枝 10g	生白术 10g	炙甘草 10g
太子参 15g	桃仁 10g	红花 10g	麦冬 10g
五味子 15g	泽兰 10g	甘松 12g	

14 剂，日 1 剂，水煎分 2 次服。

2009 年 11 月 30 日二诊：患者诉胸闷、气短明显减轻，心悸缓解，1 周内发作 5～6 次，睡眠好转，饮食可，二便调。舌淡红，苔白腻，有裂纹，脉弦滑。仍以原方 14 剂水煎服。

2009 年 12 月 14 日三诊：患者诉胸闷、气短症状消失，心悸明显好转，2 周来偶有发作 1～2 次，睡眠好转，饮食可，二便调，舌红，苔微黄腻，脉滑数。此乃湿邪有化热之象，痰热扰神之势，随证治之。处方如下：

黄连 10g	竹茹 10g	陈皮 10g	姜半夏 6g
赤茯苓 15g	太子参 30g	麦冬 10g	五味子 30g
首乌藤 45g			

电话随访，患者诸症皆去，未诉特殊不适。

按：《素问·痹论》曰："所谓痹者，各以其时重感于风寒湿之气也。"又曰："脉痹不已，复感于邪，内舍于心。"其皆说明"五脏皆有合，病久而不去者，内舍于其合也"，心痹是痹病继发证之一。人体脾气虚弱易患痹病，痹病缠绵难愈责之于湿痰瘀。如果脾运化水液的功能失常，必然会导致水液在体内潴留，从而产生水湿、痰饮等病理产物；当脾虚化源匮乏，气血生成不足，气虚血少，血运无力而瘀。正如周学海《读书随笔》中云："气虚不足以推血，则血必有瘀。"由于心痹的主要病理为瓣膜口狭窄或关闭不全，导致血行受阻，因此"瘀"为本病的主要病理。故心痹病位虽在心，病源实在脾，因此健脾益气、除湿是治疗本病的一大要义，无论在病初，还是在后期心肾水肿证阶段，健脾、温脾对本病都是非常重要的。心痹本虚而标实，在治疗上，宜权衡标本虚实而扶正祛实。

李平教授在本案中之治疗大法的特点为"温阳通阳，益气补气，渗湿利湿，活血行血，化痰豁痰"。首诊以苓桂术甘汤合生脉饮加味。茯苓桂枝白术甘草汤见于《伤寒论》第 67 条："伤寒若吐、若下后，心下逆满，气上冲胸，起则头眩，脉沉紧，发汗则动经，身为振振摇者；茯苓桂枝白术甘草汤主之。"方中茯苓甘淡而平，可利水邪上泛；桂枝辛甘而温通，可制水气上逆。二药相伍，温阳化气，利水消饮，保养心气而宁神。白术携茯苓补脾以利水，甘草助桂枝扶心阳以消阴。诸药合用，温阳化气，健脾利水。苓桂术甘汤系温化水湿之剂，药虽四味，配伍严谨。本方为中阳不足之痰饮病之主方。《金匮要略》以之治中阳不足，饮停心下，胸胁支满，目眩短气，心下痞坚等，使腑气通畅，浊邪归降，心脏得益于清阳之温煦，机体气机通畅条达，因此脾阳功能恢复是振奋诸阳的重要方面。生脉散又名生脉饮，出自金元时期张元素所著之《医学启源》。方中人参甘温，益元气，补肺气，生津液，是为君药；麦冬甘寒养阴清热，润肺生津，用以为臣。人参、麦冬合用，益气养阴之功益彰。五味子酸温，敛肺止汗，生津止渴，为佐药。三药合用，一补一润一敛，益气养阴，生津止渴，敛阴止汗，使气复津生，汗止阴存，气充脉复，故名"生脉"。《医方集解》云："人有将死脉绝者，服此能复生之，其功甚大。"现代药理研究证明，生脉散可扩张冠状血管，提高心肌耐缺氧能力，抑制心肌细胞凋亡。本案例方中加味泽兰利水渗

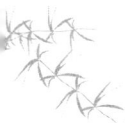

湿，甘松行气止痛、开郁醒脾，结合现代药理研究，具有抗心律失常的作用；桃仁、红花活血化瘀，通过加减化裁，可适应心痹证候的复杂性。三诊以黄连温胆汤为主方合生脉散加味。黄连温胆汤即温胆汤加黄连而成。温胆汤出自唐代孙思邈的《备急千金药方》："治大病后，虚烦不得眠，此胆寒故也，宜服温胆汤方……"而黄连温胆汤出自清代陆廷珍的《六因条辨》，在《三因极一病证方论》所载温胆汤的基础上，由温胆汤去大枣，加黄连而成。黄连温胆汤的主要作用是燥湿化痰、清热除烦，临床需掌握其适应证，抓住痰热内扰这一核心病机和心烦不眠、呕恶口苦、苔黄腻、脉滑数这一基本临床表现，可以治疗多系统疾病，对于心脑神志方面的病变效果尤为显著。《医学入门》曰："心与胆相通，心病怔忡，宜温胆。"黄连温胆汤方中的黄连清热解毒、泻心火、宁心神，现代药理研究表明，黄连含小檗碱（又称黄连素），能抗病毒，抗感染，解热镇痛，扩张末梢血管，对各种原因导致的血管内皮损伤有保护作用，具有良好的抗心律失常作用。

案例二　心脏瓣膜病之痰热内阻证案

患者，女，76 岁，2015 年 12 月 28 日初诊。

主诉：胸痛伴心慌反复发作 1 年，加重 1 周。

现病史：患者 1 年前不慎摔倒后出现胸痛，就诊于医院甲住院治疗。2015 年 5 月患者因胸闷憋气、全身乏力就诊于医院乙，诊断为不稳定性心绞痛、冠心病、二尖瓣脱垂伴二尖瓣重度关闭不全、三尖瓣重度关闭不全等，收住院予扩冠、强心、营养心肌、降脂等治疗。现口服华法林 1 片、1.25 片每日交替口服，匹伐他汀 0.5 片，日 1 次，地高辛 0.5 片，日 1 次，症状改善不明显。1 周前患者胸痛加重，前来就诊。现症见：胸痛，心慌，气短乏力，视物模糊，语声低微，心烦急躁，纳可，眠差，小便可，大便干。

既往史：冠心病 20 余年；起搏器植入术后，房颤、高脂血症、心衰病史。

望闻切诊：面色萎黄，舌红，苔黄白相间、腻，脉弦细滑。

辅助检查：超声心动图：起搏器植入术后，双房、右室增大，肺动脉高压，左室舒张功能减低，二尖瓣、三尖瓣关闭不全（重度）。

西医诊断：二尖瓣三尖瓣联合瓣膜病，冠状动脉粥样硬化性心脏病，不稳定性心绞痛。

中医诊断：心痹。辨证分型：痰热内阻证。

处方如下：

黄连 6g	姜半夏 6g	陈皮 10g	茯苓 15g
竹茹 12g	枳壳 10g	石菖蒲 10g	郁金 15g
首乌藤 45g			

14 剂，日 1 剂，水煎分 2 次服。

2016 年 1 月 10 日二诊：患者诉胸闷憋气、心慌、气短、心烦急躁较前缓解，偶有胸痛，仍有视物模糊，舌红，苔黄白相间、腻，脉细滑。原方有效，以上方加延胡索 10g，川楝子 10g，14 剂。

半个月后患者前来复诊，诉诸症较前明显缓解，守初诊方 30 剂加强治疗。后电话随访，患者诉无明显不适，病情平稳。

按：患者年世已高，各脏腑调节功能失调，加之瓣膜病变本

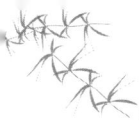

已有器质性病变，心脏自主神经受到累及，进而"心主血脉、神明"功能遭到破坏。"心主血脉"功能异常引起心脉的痹阻不通，则会出现胸闷胸痛、憋气、气短乏力；"心主神明"功能失调，神无所主，虑无所定，则会出现心悸、烦躁、眠差等症状；"心主神明"与"心主血脉"之间相互联系，相互影响，二者功能失调，更加重症状的发生。病程日久，最终导致神脉共患，兼夹共存，痰瘀互结，郁久化热，痰热不除，内扰心神，出现上症反复发作，上蒙清窍，则会出现视物模糊，语声低微。故治以清热化痰，以黄连温胆汤加减。方中以黄连、半夏为君，黄连清热除烦，以安心神，半夏燥湿化痰，二者共奏清热化痰之功；陈皮、茯苓、枳壳健脾理气化痰，以杜生痰之源；药用竹茹，取其甘而微寒，以奏清热化痰除烦之功；石菖蒲、郁金，用以辟秽化痰，理气宽胸除烦；重用首乌藤，以安神利眠。二诊加用延胡索、川楝子行气活血宽胸，缓解胸痛症状，后胸痛症状得以缓解，故去掉，守原方继以调理脾胃，清热化痰。上方共奏清热化痰以畅血脉，宁心安神以调神明之血脉、神明共治之效。

（马洪皓、白芳芳整理）

案例三　心肌桥之痰热壅盛证案

陈某，男，39 岁，2010 年 3 月 24 日初诊。

主诉：心前区疼痛 1 个月。

现病史：患者 1 个月前因劳累后出现心前区烦热、疼痛，疼痛可放射至后背及左上肢，伴有头晕，左手麻木，无恶心呕吐，汗出较多，纳差，大便黏。

望闻切诊：舌红，苔黄，脉滑数。

辅助检查：颈动脉血管超声：右侧锁骨下动脉起始处斑块形成。冠脉 CT：前降支段心肌桥。

西医诊断：冠状动脉心肌桥，颈动脉粥样硬化斑块。

中医诊断：胸痹。辨证分型：痰热壅盛证。

处方如下：

黄连 6g 姜半夏 6g 瓜蒌 15g 橘络 10g

地龙 10g 泽兰 15g 泽泻 15g 麸炒白术 10g

石菖蒲 10g 郁金 15g 麸炒僵蚕 6g 煅牡蛎 15g^{（先煎）}

14 剂，日 1 剂，水煎分 2 次服。

2010 年 4 月 14 日二诊：药后患者心前区烦热、疼痛较前均明显缓解，头晕减轻，仍伴有左手麻木，偶有咳痰，色白，口干，口苦，出汗减轻，纳寐可，大便黏，舌红，苔黄，脉弦滑。原方有效，李平教授遂在治法不变的前提下适当调整药物，结合患者自身情况，改服免煎颗粒，处方如下：

黄连 3g 姜半夏 6g 茯苓 10g 姜竹茹 6g

炒枳壳 6g 炒陈皮 6g 炒僵蚕 10g 地龙 10g

28 剂，日 1 剂，水冲分 2 次服。

后患者未再来诊，半年后电话随访，患者诉心前区烦热疼痛未再犯。

按：中医胸痹早在《黄帝内经》中就有记载，如在《素问·脏气法时论》中便提道："心病者，胸中痛，胁支满，胁下痛，膺背肩胛间痛，两臂内痛。"汉代张仲景《金匮要略》对胸痹的认识和治疗进行了专门论述。中医胸痹范畴较为广泛，囊括了以胸部疼痛不适，甚则胸痛彻背、短气为主症的所有疾病。治疗方面也极为丰富，根据致病因素不同，辨证不同，临床有活血化瘀、辛温通阳、泄浊豁痰、温阳补气、温中祛寒、健脾化痰、健脾益气、滋阴益肾等多种治法。此案中患者以心前区烦热疼痛为主症，结合西医明确诊断为心肌桥，可知病位在心。李平教授充分运用中医之整体观念和辨证论治特色，从患者整体状况结合舌脉进行辨证分析。患者平素嗜食肥甘厚味，致痰热内生，痰热壅滞胸中可见心前区烦热疼痛；上犯清窍故可见头晕；内停中焦可见纳差，大便黏；痰湿内生则津液代谢失常可见口干，痰郁而发热可见口苦；结合舌脉，均属痰热之象。故中医诊断为胸痹，病位在心、肝、脾，证属痰热壅盛证。知痰热乃其疾病发作之主因，审证求因，方用黄连温胆汤合术泽汤灵活变裁。方中黄连、竹茹清心火、胃火；瓜蒌、姜半夏清热化痰；陈皮、枳壳理气化滞；白术、茯苓健脾燥湿；泽泻淡渗利湿，给邪出路；同时湿热、痰热郁久易化风，故少佐虫类药僵蚕、地龙等息风通络。诸药并用，中焦得运，痰热得清，药到病所，病证皆消。考虑心肌桥本身病变，中医治疗不能改善其血管走行状况，但其所致的心绞痛发作受心肌缺血、血管痉挛、神经递质过度释放等多种因素的影响，根据李平教授多年临床经验，结合西医学认识，以胸闷、胸痛、心慌、头晕、性情急躁、口苦口干、易出汗为主要临床表现之胸痹痰热痹阻证，均属于类似交感神经兴奋状态。且此类患者在心率变异性（HRV）检查中亦证实存在自主神经受损，服用黄连温胆汤加减后，上诉交感神经兴奋引起的系列症状均较前缓解，所以中药缓解心肌桥痰热证型引起心绞痛发作可能主要通过调节其神经递质分泌来发挥作用。同时现代文献研究表明，方中黄连主要成分小檗碱（黄连素），大剂量可抑制心脏收缩，可减慢心率，降低心肌耗氧，有抗肾上腺素样作用，能拮抗去甲肾上腺素引起的心律不齐。陈皮中含橙皮苷，可拮抗肾上腺素引起的血管收缩。研究显示，黄连温胆汤能显著改善交感神经亢进的症状，并降低患者的去甲肾上腺素水平。同时也有文献进一步表明温胆汤治疗心绞痛可能是通过调节自主神经而缓解冠状动脉痉挛状态的，而肾上腺素、去甲肾上腺素等均为自主神经所释放的神经递质。可见黄连温胆汤主要通过改善心肌桥患者自主神经紊乱来缓解心绞痛的发作。综上所述，冠状动脉心肌桥是借助现代科技手段得以发现和诊断的一种新型疾病，然无论对西医还是中医，都面临着解决新病的难题。李平教授灵活运用中医辨证治疗心肌桥，不仅从现代病理解剖结构认识，且以中医基本理论为依据，采用中医辨证作为基本原则，在临床中治疗冠状动脉心肌桥取得疗效，无疑为心肌桥的治疗提供了新的途径，可以在临床中进一步推广应用。

（白芳芳整理）

案例四 动脉硬化症之痰瘀互阻证案

陈某，男，71 岁，2012 年 6 月 7 日初诊。

主诉：头晕伴视物模糊 4 个月。

现病史：患者于 4 个月前无明显诱因出现头晕，无视物旋转，无恶心呕吐，伴有视物模糊，经查头颅 CT 示多发腔隙性梗死，TCD 示脑动脉硬化，眼底检查示双眼白内障、双眼底动脉硬化，经询问患者高血压病史 15 年，先口服施慧达（2.5mg，日 1 次），科素亚（50mg，日 1 次），血压控制在 120/70mmHg 左右，生化检查未见异常。现患者自觉头晕，伴有视物模糊，无其他不适，纳寐可，二便调。

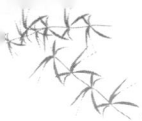

既往史：胃溃疡。

辅助检查：颈动脉血管超声：右侧锁骨下动脉起始处斑块形成。

望闻切诊：舌暗红，苔黄腻，舌下络脉瘀滞。脉弦滑。

西医诊断：高血压病 2 级（极高危）。

中医诊断：眩晕。辨证分型：痰瘀互阻证。

处方如下：

法半夏 6g	生白术 10g	天麻 10g	泽泻 15g
竹茹 10g	黄连 6g	猪苓 15g	赤芍 15g
牡丹皮 10g	生山楂 30	僵蚕 6g	白蒺藜 6g
沙苑子 15g			

7 剂，日 1 剂，水煎分 2 次服。

2012 年 6 月 14 日二诊：服药后患者头晕有所减轻，仍有视物模糊，纳寐可，二便调。经查颈部血管超声：右侧颈动脉内径 0.58cm，内膜不光滑，内中膜增厚 0.16cm，前后壁可见低回声及强回声斑块，最大者位于分叉处前壁，长 0.85cm，厚 0.3cm，颈内动脉起始处管腔变细，内径 0.2cm；左侧颈动脉内径 0.64cm，内膜不光滑，内中膜增厚 0.16cm，前后壁可见低回声及强回声斑块，最大者位于颈内动脉起始处后壁，长 0.98cm，厚 0.29cm，此处内径 0.2cm。诊断意见：双侧颈动脉硬化，双侧颈动脉起始处狭窄。结合患者检查结果，补充中医诊断脉痹（痰瘀互结证），西医诊断动脉硬化症（双侧颈动脉硬化伴斑块形成，脑动脉硬化，眼底动脉硬化）。舌暗红，苔黄腻有所减轻，舌下络脉瘀滞。上方加枳壳 10g，继服 7 剂。

2012 年 6 月 21 日三诊：药后患者头晕缓解减轻，发作时间减少，视物模糊有所改善，偶有心烦，纳寐可，二便调，舌暗红，苔黄微腻，脉弦滑，舌下络脉瘀滞。处方如下：

黄连 6g	瓜蒌 15g	法半夏 6g	炒枳实 10g
桃仁 10g	红花 10g	海藻 15g	煅牡蛎 15g^{（先煎）}
葛根 15g	川芎 10g		

14 剂，日 1 剂，水煎分 2 次服。

2012 年 7 月 8 日四诊：药后患者头晕、心烦等症状均改善，头晕发作次数及持续时间减少，舌暗红，苔薄黄，舌下络脉瘀滞。处方如下：

醋莪术 10g	醋三棱 10g	煅牡蛎 15g^{（先煎）}	生 山 楂 15g
法半夏 6g	赤茯苓 15g	黄连 6g	葛根 15g
酒黄芩 10g	醋香附 10g	炒枳壳 10g	

28 剂，日 1 剂，水煎分 2 次服。

建议患者久服此方，并根据症状随时复诊。

患者坚持服药 1 年，于 1 年后复查颈动脉血管超声：右侧颈动脉内径 0.7cm，内膜不光滑，内中膜增厚 0.15cm，前后壁可见低回声及强回声斑块，最大者位于分叉处前壁，长 1.1cm，厚 0.2cm，颈内动脉起始处管腔变细，内径 0.2cm；左侧颈动脉内径 0.7cm，内膜不光滑，内中膜增厚 0.15cm，前后壁可见低回声及强回声斑块，最大者位于颈内动脉起始处后壁，长 0.65cm，厚 0.2cm，此处内径 0.2cm。与 1 年前颈动脉超声相比：内径宽度明显改善，斑块厚度亦减轻。

按： 本案患者以头晕为主诉前来就诊，经四诊后症状基本缓解，结合舌脉变化适时调整药物。其症状虽有缓解，但考虑患者病因、病理基础并未祛除，故前期先针对症状治疗为主，后期症状改善后针对其病理治疗。动脉硬化症是高血压的并发症之一，动脉硬化也是心脑血管疾病发生的病理基础。所以针对动脉硬化治疗，对于预防心脑血管疾病具有重要意义。李平教授认为，饮食结构（高热量、高脂肪摄入）、心理社会压力、生活习惯、老龄等多种因素的影响可导致脾胃运化失常，痰浊内停，久之化瘀生热，痰瘀互结，阻滞气机，进一步促进其病理发展。

患者初诊时以眩晕为主症就诊，辨证为痰瘀互阻，方药以半夏白术天麻汤加减，有研究表明半夏白术天麻汤有显著的抗动脉粥样硬化斑块作用。一诊方同时加用赤芍、牡丹皮、生山楂等活血化瘀之品。二诊时，患者症状有所改善，效不更方。气随血行，血行则气化，《明医杂著》云："人之一身，气血清顺则津液流通，何痰之有？惟夫气血浊逆，则津液不清，熏蒸成聚而变为痰焉。"活血消痰离不开气的推动作用，故在原方基础上加枳壳行气，以助脉道之痰瘀消散。三诊时，患者头晕缓解，伴见心烦，可知动脉硬化乃全身血管性疾病，病位于脉，可发于心脑，痰热瘀扰于上可见头晕，痰瘀痹阻心脉则可见心烦，故改半夏白术天麻汤为小陷胸汤加活血化瘀、软坚散结之品。黄连、半夏、瓜蒌可清热化痰。对于久痰顽痰，采用海藻、煅牡蛎等软坚散结之品以助化痰、消痰之效。其中海藻性寒味苦咸，具有软坚散结之功，《本草崇原》载："海藻，其味苦咸，其性寒洁，故主治经脉外内之坚结。"再配以枳实红花、桃仁、川芎等活血化瘀之品，葛根引诸药上行，以除诸症。四诊时患者头晕、心烦等诸症缓解，但患者颈动脉硬化伴斑块形成病证仍在，结合患者舌脉，依旧以活血化痰为法，用生山楂活血化瘀，对于久瘀配以三棱、莪术等破血消癥之品以加大活血之效，煅牡蛎软坚散结，黄芩、黄连、赤茯苓、半夏燥湿化痰，再以香附、枳壳理气之品推动之，葛根为引经之药，从而达到药到病除之效。

（白芳芳整理）

第三章
相关研究内容目录

在扎根临床不断实践获得满意疗效与患者好评，使团队学生学到中西医理论和技能的同时，李平教授还率领团队，指导深入研究中医药诊疗的科学性，兹将相关研究题目加以总结，以供同道的相互交流。

1. 调理脾胃法改善冠心病稳定性心绞痛患者生存质量的研究

发表年份：2009 年。

姓　　　名：耿雪岩。

2. 冠心病心绞痛痰热证患者焦虑状态评估及儿茶酚胺类递质水平研究

发表年份：2012 年。

姓　　　名：白芳芳。

3. 冠心病痰热证中医证候量表在痰热证 AMI 患者测量中的信度与效度的评价

发表年份：2013 年。

姓　　　名：刘卫宁。

4. 小关社区 175 例高血压患者知晓、控制情况及证候研究

发表年份：2014 年。

姓　　名：宁立。

5. 连夏颗粒干预心梗后自主神经重构防治心脏恶性事件的实验研究

发表年份：2014 年。

姓　　名：张赫楠。

6. 连夏配方颗粒对心肌梗死后大鼠心脏自主神经重构的影响

年　　份：2015 年。

姓　　名：李家立。

7. 清心化痰法治疗冠心病痰热证的病例系列研究

年　　份：2015 年。

姓　　名：马娜娜。

8. 老年高血压患者认知功能状态评估与证候特征研究

年　　份：2015 年。

姓　　名：田辰。

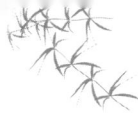

9. 冠心病痰热证患者 HRV 与 CA 特征及相关性研究

年　　份：2016 年。

姓　　名：郝腾。

10. 冠心病痰热证中医四诊信息量表研制与应用研究

年　　份：2016 年。

姓　　名：赵利。

11. 连夏宁心方有效组分及临床应用研究

年　　份：2017。

姓　　名：朱国东。

12. 冠心病痰热证诊断量表的研制与量化分级及考评

年　　份：2018 年。

姓　　名：董晓星。

13. 基于数据挖技术对李平教授治疗心律失常的临证用药经验研究

年　　份：2018 年。

姓　　名：王婷婷。

14. NGF、COX-2 在急性心肌梗死中的表达及其与中医证候的关系

年　　份：2018 年。

姓　　名：贾冕。

15. 连夏宁心颗粒对冠心病患者的影响及部分相关机制的研究

年　　份：2019 年。

姓　　名：于晓晗。

16. 痰热型糖尿病合并冠心病与冠心病患者的 HRV 与血浆 CA 的比较性研究

年　　份：2019 年。

姓　　名：王一非。

17. 利用网络药理学方法探讨连夏宁心方治疗冠心病痰热证药理学机制的临床与基础研究

年　　份：2019 年。

姓　　名：杨阳。

18. 连夏宁心颗粒对冠心病痰热证患者生存质量及运动耐量的影响研究

年　　份：2020 年。

姓　　名：赵佳慧。